どんな悩みも成功につなげる

最強の
脳&メンタル
トレーニング

竹谷稔宏
takeya toshihiro

人生を思い通りに変える方法

JN225950

言視舎

はじめに

　私がコンサルタントになってから、約28年が経過しようとしています。これまで約1000人以上の経営者や個人について、人生の「成功」を目指すためのお手伝いをしてきました。

　主なコンサルタント依頼内容（要望）は、多岐にわたります。たとえば、企業が展開する業態企画、設計コンサルティング、開業指導、マニュアル作成やミドルマネジメント層の経営相談、業務改善や戦略、社員教育、人事評価、社員のスキルアップ研修カリキュラムなどです。その他、一般セミナー、講演、事業家、投資家の内面的悩み相談、メンタルコーチングに至るまで、幅広く且つ総合的な業務のお手伝いをしてきました。

　私自身、クライアントの内面的悩みや問題に対するコンサルタントの説得力を高めるために、メンタルコントロール、意志力、集中力その他、成功するためのスキルを習得する努力を積み重ねてきたことは言うまでもありません。このために心理学や脳科学の専門書を読み漁り、さまざまなメンタル、脳トレーニング手法を研究し身に付けてきました。

　私のコンサルティング内容を振り返ると、成功している経営者や個人には強い意志力や集中力など「強いメンタルコントロール」を維持し続けているという共通点があることがわかりました。

　その共通点を法則化したのがこの本です。

　メンタルトレーニング方法をどのように習得し、実践していけば成功を勝ち取ることができるのか、そのトレーニング手法を具体的にまとめました。

　成功するための精神力を高めていくためには、どのように自己トレーニングを積み重ねていけばよいのか、私の実務経験とさまざまな研究を、わかりやすくまとめたものです。実践から生まれた、成功するための「脳トレーニング」、「メンタルトレーニング」の教科書と言えるでしょう。

現在、経営者として企業の総括指揮を実践されている人、個人的に成功するための自己啓発を志す人、人生を思い通りに変えたい人、スポーツで大きな目標を達成したい人など、分野を問わず自分に合った手法を学んでいただくための教科書として、お役に立てていただければと思っています。

　この本を読み終わった頃には、まず「自分はどのようになりたいか」を考え、自分の人生の目標や夢の実現のための具体的な計画を立てたいと思うようになるでしょう。そして、それを具体的に実行してみようとする気持ちになるはずです。

　本書が、あなたにとっての成功への一歩になれば、この上ない喜びです。

竹　谷　稔　宏
吉　日

目次

はじめに 2

序　いま、なぜメンタルトレーニングなのか
── 「ポジティブ心理学」をベースに 8

第1章　「成功」するためには、「成功者」を真似る 11

1 「成功」とは何か 12

2 「成功者」を真似れば、どんな「成功者」にもなれる 14
　◆「ミラーニューロン」の考え方 14

3 優れたリーダーに学ぶ言葉の力 17
　◆「たらいの水」の話──二宮金次郎 17
　◆「成功は最低の教師だ」──ビル・ゲイツ 18
　◆「人生・仕事の結果＝考え方×熱意×能力」──稲盛和夫 19
　◆「言い訳は解決への執念を鈍らせる」──孫正義 20
　◆「環境に最も適応したものが生き残る」──チャールズ・ダーウィン 22
　◆「成功の本当の秘訣は熱心さである」──ウォルター・クライスラー 23
　◆「身を粉にするな、頭を粉にせよ。最悪のあとには必ず最善がある」
　　──藤田田 24

4 吉田松陰の名言に学ぶ──思考が変われば行動が変わる 26
　◆名言1 「自分次第で人生は変わる」 27
　◆名言2 「限界を設けるな」 28
　◆名言3 「すべてを受け入れるところから始めよ」 28
　◆名言4 「自分を信じろ」 29
　◆名言5 「人生には価値がある」 29

5 実践しましょう 31

第2章　成功するための意志力 33

1 意志力とは何か 34

2 目標を成し遂げる（意志力を科学する） 34
　◆（1）　3つの要素からなる意志力 35
　◆（2）　「思考」「感情」「衝動」「集中」をコントロールする意志力 38

3 意志力は消耗する（筋肉に似ている） 43
　◆（1）　意志力と集中力の鍛え方──「記録と習慣化」 44

◆（2） 行動を習慣化して意志力の消耗を抑える　46

◆（3） 意志力と集中力を鍛えるための5箇条とそのコツ　47

第3章　集中力を高めるための法則　53

1　生活習慣を変えて集中力を高める　54

◆（1） 他のことはやらない　56

◆（2） 余計なことはしない――一つに集中する視聴覚を養う　58

◆（3） 余計な音を耳にいれない　58

◆（4） 仕事を時間で区切ること――集中力を早く回復させる　59

◆（5） ステップによって区切ることもある　60

◆（6） 「静的筋力」を鍛える　61

◆（7） 作業興奮を利用する　61

◆（8） 前日に準備する――準備をギリギリにしない　62

◆（9） 自分習慣の儀式――場所と仕事を結びつける習慣　63

◆（10） 成功パターンを見つけ集中力が高まる環境を探す　63

◆（11） 目の機能を鍛える　64

2　集中力を高めるポモドーロ・テクニックを使う　65

◆（1） 集中と休息の反復で繰り返し集中力を高める　65

◆（2） ポモドーロ・テクニックの手順　65

◆（3） ポモドーロ・テクニックを実践する上での注意点　66

3　脳ストレスから回復する方法　68

◆（1） 「やる気脳」を促進する眠り　68

◆（2） 小さな目標と強い動機が脳を回復させる　70

第4章　ポジティブ思考で強いメンタルをつくる　73

1　強い意志力と集中力とメンタル　74

◆メンタル（精神）と思考の関係　74

2　メンタルを強くするためのコントロール力を養う　76

◆メンタルコントロール①困難を乗り越えるストーリーの映画を鑑賞する　76

◆メンタルコントロール②ネットに足元を掬われない――依存は悪である　77

◆メンタルコントロール③フィジカルを鍛えればメンタルは強くなる　78

◆メンタルコントロール④経験がメンタルを強くする　78

◆メンタルコントロール⑤ポジティブ発想　79

◆メンタルコントロール⑥声を大きく胸を張り背筋を伸ばす　80

◆メンタルコントロール⑦自分を棚卸してみる──新しい自分を発見する　81

◆メンタルコントロール⑧嫌いな自分を捨てる　82

◆メンタルコントロール⑨気分転換で集中力
　──回復・ポジティブ思考を習慣化させる　83

◆メンタルコントロール⑩小さな目標を作り達成する自信をつける　84

◆メンタルコントロール⑪自分の生活リズムをつくる・ポジティブ思考をする　85

◆メンタルコントロール⑫失敗はメンタル強化の最大のチャンスと
　捉えること　86

3　ポジティブシンキング（肯定思考）を習得する　87

◆（1）　ポジティブシンキングとは何か　87

◆（2）　変化を怖がらないこと　88

◆（3）　感情的にならないこと──心を冷静にプラス思考に戻す　89

4　自制心（セルフコントロール）を鍛える方法　91

◆（1）　自分を制御する強い意志を持つ　91

◆（2）　自制心のある人の特徴　91

◆（3）　どうすれば自己コントロールできるか　94

第5章　脳の仕組みと脳トレーニング　97

1　脳トレーニングで「成功脳」をつくる　98

◆（1）　メンタルトレーニングと脳トレを合体する　98

◆（2）　脳には種類がある──エニアグラム　99

◆（3）　脳の構造と働きを知る　102

◆（4）　脳の構成　104

◆（5）　ポジティブ思考は「できる脳」をつくる原動力　107

◆（6）　脳内麻薬物質が「できる脳」をつくる　108

◆（7）　「前頭連合野」の訓練で活性脳をつくる　109

◆（8）　「自己報酬神経群」の情報を変えてプラス感情を増やす　110

◆（9）　「扁桃核」がポジティブ脳を生み出す　111

◆（10）　仕事のできる人は「ドーピング」を活用している　113

2　脳＆メンタルトレーニング法　115

◆（1）　脳を回復させリラックス状態にする　115

◆（2）　就寝前にやってはいけないこと　116

◆（3）　脳が感じる疲労症状を回避する　118

◆（4）　脳疲労を起こす要因を排除する　119

◆（5）　脳はベースラインでいつも動いている　124
◆（6）　脳エネルギー回復のための瞑想　125
◆（7）　書くことで脳を活性化させる　128
◆（8）　片付けることは脳を整理すること　129
◆（9）　自信が集中力を高める──成功体験を積み重ねる　132
◆（10）　イメージトレーニングで成功者になる　133

第6章　人生を思い通りに変えるアファメーションの手法
　　　　　ポジティブな言葉で人生は変わる　137

1　アファメーションとは何か　138
　◆（1）　目的を明確にする　139
　◆（2）　アファメーションの手順──脳にプログラミングする方法　141
2　日常生活にポジティブな言葉を刷り込む方法　145
3　仕事に効果があるアファメーションの言葉のつくり方　148

序　いま、なぜメンタルトレーニングなのか
　　　──「ポジティブ心理学」をベースに

　近年、さまざまなスポーツの分野で、選手の活躍の陰には、選手を支えるメンタルトレーニング、コーチングがあることが広く認知されるようになってきています。

　メンタルトレーニングの歴史を見てみると、心理学のテクニックがスポーツに応用されはじめたのは、1898年にまで遡ります。メンタルトレーニングはスポーツ心理学から派生したもので、スポーツ選手が試合で力を発揮したり、練習の質を高め成長を促進するためのトレーニング法です。心理学のテクニックを応用・プログラム化しトレーニングすることで、身体トレーニングと同じようにメンタル面も強化することを目指します。

　1938年にはスポーツ心理学の父と言われているアメリカのコールマン・グリフィス（Coleman Griffith）という教育心理学者が、ＭＬＢのシカゴ・カブスにコンサルティングを行なってきたことが知られています。その後、彼に続いて数名の心理学者が心理学の研究や理論をスポーツに応用するようになりました。

　さらに1950年代、その理論が「メンタルトレーニング」という名称でソ連の宇宙飛行士に応用され、その後はオリンピックの歴史とともに発展してきたといえます。

　多くの方が勘違いされているのですが、「メンタルトレーニング」は心が弱い人が行なうものではありません。国際メンタルトレーニング学会（ISMTE）によると「メンタルトレーニングは最高の実力発揮と心身の健康を導くための準備であり、スポーツのパフォーマンスや人生を向上させるための、ポジティブな態度や考え方、集中力、感情などを育成教育することである」とされています。

「メンタルトレーニング」は、スポーツを行なっている人だけに限らず、年配から子どもに至るまで、すべての年代の人がより良い生活を送るため

序　いま、なぜメンタルトレーニングなのか──「ポジティブ心理学」をベースに　9

に必要なのです。

　また近年心理学は、1998 年にマーティン・セリグマン（Martin Seligman）が「ポジティブ心理学」という新しい心理学の分野を立ち上げたことで、大きく変化しています。この心理学は、心のマイナスの部分をゼロ（普通）に戻すのではなく、心の強みやプラスの部分をいかに伸ばしていくかを目的にしています。つまり心の繁栄、成長という面に焦点を当てているのです。

　マーティン・セリグマン氏は、心の成長に焦点を当てる心理学はスポーツの世界だけでなく、さまざまな分野で応用できるといいます。

　この理論が本書の「メンタルトレーニング」の原点にあることを理解し、自己実現に役立てていただきたいと思います。

第 1 章

「成功」するためには、
「成功者」を真似る

1 「成功」とは何か？

　この1章では、まず「成功する」とはどのようなことか、実感してもらいます。あなたにとって「成功」とは何ですか？　具体的にそのイメージを理解することが大切です。そして成功するためには、「意志力」や「集中力」が重要です。それには「脳トレーニング」が大きく成功に関わっています。「意志力」や「集中力」を高める法則を理解してください。

　もう一度聞きます。あなたの人生における「成功」とは何ですか？　この本を手にとったあなたは、自分の人生を成功させたいという強い意志があるのだと思います。

　それはどんな成功でしょう？　「お店を成功させること」「社会的な評価の高い仕事に就くこと」「お金持ちになること」「政治家になって有名になること」「スポーツなどの分野で大きな結果を残すこと」「経営コンサルタントになること」「幸せな結婚をすること」でしょうか？　それぞれの成功の目標は異なることでしょう。

　何が善で何が悪か、人間の価値観は千差万別です。「成功する」ということも、人の価値観によって変化します。成功は、誰かに言われることでも、誰かに称賛されることでもない、ということです。

　夢を追い求め、その目標を成し遂げるには、2つの資質が必要であるといわれています。知能（「意志力」と「集中力」）と「自己コントロール」の能力です。「成功」には、「意志力」「集中力」と「自分コントロール」の能力が深く関与しているのです。

　自分の「意志力」がしっかりしていれば、成し遂げる確率は50％といわれています。人間は意志の弱い動物であり、さまざまな誘惑や欲望が溢れているため、その結果、欲望に負けてしまうことが多々あります。です

第1章 「成功」するためには、「成功者」を真似る　13

から強い「意志力」がなければ「成功」はおぼつかないのです。

　研究の結果によると、人間の1番強い欲望は「食欲」、2番目が「睡眠」、3番目が「仕事を休憩する余暇」、4番目が「性的欲求」などとなっています。その他は気晴らしに関する欲求、パソコン、ゲーム、インターネット、メール、フェイスブックなどです。ほとんどの人が誘惑に負けるので、それぞれの欲望に対する誘惑を退けることができれば、あるいはすべての誘惑を退けなくとも、自分の目標に向けて突き進む意志が強くあれば、「成功者」の仲間いりをすることができるのです。

「成功」を手にするためには、他人と同様に日々平々凡々と生きていたのでは不可能であることを自覚しなければなりません。
　そのためには、**過去の「成功者」から多くの事例を学ぶ**ことです。これまでの「成功者」は、どのような物事の考え方や捉え方、思想を持つことで「成功」につながったのか。その言葉の意味や内容を理解することが重要であり、成功の一歩となるのです。
　以下に、過去のさまざまな分野で名声を残している「成功者」の名言を説明していきたいと思います。
「成功」した人の言葉を通して、「成功」するための強い「意志力」（成し遂げる力）を学び、その生き方や考え方を真似ることによって「成功脳」を持つことができるようになります。
　脳がその内容を習得することによって、「成功」するための強いメンタルを維持するための原動力（モチベーション）になるのです。「成功者」の生き方や姿勢を真似ることによって、「成功者」の仲間入りができるのです。
　毎日1回「成功者の言葉」を心に刻むことをおすすめします。

2 「成功者」を真似れば、どんな「成功者」にもなれる

それではここで、目標としている「成功者」になった自分をイメージしてみましょう。たとえば、「ヒップホップの有名歌手になった」「100メートル走で10秒の壁を切るアスリートになった」「文学賞をとる著名な小説家になった」「有名なコンサルタントになった」など、どんな「成功者」でもかまいません。それは妄想であってもよいのです。まず成功するという成功脳にすることが大切です。

「ミラーニューロン」の考え方

人間の脳には「ミラーニューロン」があるといわれています。「ミラーニューロン」は、他の個体の行動を見て、鏡を見ているかのように自分自身も同じ行動をとる、高等動物の脳内の神経細胞です。

ただし「ミラーニューロン」については、サルの脳が実験に使われており、鳥類や人間にも存在しているというのは推測の段階で、人間の脳内に「ミラーニューロン」が存在するという確証はまだ得られていません。しかし、人は真似ることによって学習し、素晴らしい能力を発揮することはさまざまな分野で実証されています。

ここでは「ミラーニューロン」が人間にも存在することを前提に解説を進めます。

「ミラーニューロン」は、自分が行動するときだけでなく、他者の行動を見たときにも活性化することがわかっています。たとえば、相手が泣いているのを見て自分も涙が出たり、スポーツなどを見て興奮したりするのは「ミラーニューロン」の働きによるものです。目でみるだけでなく、耳から入ってきた情報でも活性化するとされます。

見たり聞いたりしたものを脳内で再現することを、鏡に映し出すことに

たとえて「ミラー」という名がつけられています。スポーツなどで上手な人をお手本にして練習すると効果が出るのも同じ理屈です。相手の動きをじっくりと観察することで、脳内では相手の動きと同じように細胞が活性化します。

　形態模写や声の真似ができる芸能人も同じ理屈です。モノマネ歌手の口元の動きを見てみると、モノマネする歌手や役者の口元に似ていることがわかります。その上で模倣することで、練習の効果が身につきやすくなるのです。
　よく環境によって周りに影響されるとか、ヘタな人といると自分もヘタになるなどと言いますが、これも「ミラーニューロン」の働きといえるのです。

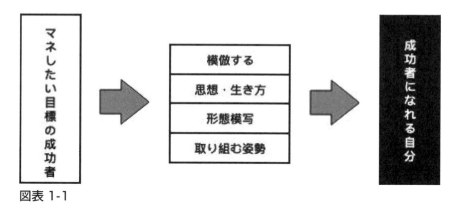

図表 1-1

▼「成功者」を真似る

「ミラーニューロン」を鍛えるためには、多くの経験をすると良いと考えられます。「ミラーニューロン」は日常さまざまなことから刺激されるからです。より良く鍛えたいのであれば、自分が良いと思えるものに触れたり、自分が真似をしたいと思う人と接したりすることも大切です。
　たとえば、経営の神様と言われた「松下幸之助」「本田宗一郎」の名言の意味を理解し、その意味する行動を真似て経営に活かすこともよいで

しょう。本を何度も読んで経営者の思想や考え方を身につける方法もある
でしょう。

　これはさまざまな分野の経営者や事業家が実践している方法のひとつで
す。「成功」する人は、日々「意志力」と「自己コントロール」のための
スキルを養っているといわれています。「成功」する人に共通するポイン
トは、何事にもポジティブ（肯定的）であり、日々の努力や自己研鑽を怠
らないということです。好奇心や興味や情報を貪欲に吸収しようとする姿
勢には強い意志力が働いています。

　ここでは、人生の「成功者」になった人の言葉を真似、その意味を学ぶ
ことによって、「成功者」になる強い「意志力」や「自己コントロール」
の精神力を養っていきましょう。過去のさまざまな分野で名声を残してい
る成功者の名言を説明していきたいと思います。

3 優れたリーダーに学ぶ言葉の力

「たらいの水」の話──二宮金次郎

　二宮金次郎（本名二宮尊徳）は、江戸時代後期の農政家、思想家です。その言葉に「たらいの水」があります。

「たらいの水」とは、たらいの水を自分のほうに引き寄せようとすると、水は向こうに逃げてしまう、相手にあげようと押すと、こちらに返ってくる、という逸話です。つまり、幸福を独り占めしようとすると逃げてしまうが、相手のために尽くしていると幸福は勝手にやってくるという教えになります。

　江戸時代に荒廃した600余村を立て直した金次郎の一生は、たらいの水を押し続けた一生であったといいます。亡くなった時にはまったく私有財産を持っていませんでしたが、600余村の農民から非常に感謝されたそうです。

　我々の日常生活でも、自分のことばかり考えているエゴイストは周囲から嫌われてしまいます。仕事でも周囲が助けてくれないため、うまくいかないことが多くなります。

　逆に、人のことを第一に考えている人は、周囲からも感謝され、困ったときも助けられて、仕事も楽しくやれるでしょうし、さらに仕事もうまくいくようになるということです。

　この言葉は、広く業界を問わず経営陣が参考にする言葉となり、さまざまな場面で使われるようになっています。

　たとえば、企業の姿勢として、お客様に対してだけでなく業者などに対しても、この「たらいの水」という思想で向き合いなさいという教えになっています。お客様は当然、関わりを持っているすべての業者も大切に

しなさいという姿勢です。一般的には、クライアントのほうが偉いという考えから、業者に対して対応が邪険になることが常ですが、企業の姿勢としては、すべては「たらいの水」の原理であるということを教えています。

　また、何事も率先してことに当たりなさいという意味もあります。損得ではなく、相手を思いやって仕事を進めるという姿勢こそが、成功につながるのです。

　起業して急激に企業が成長すると、考え違いをしてしまう経営者も多々います。企業を成長させたことは、自分の努力の成果であり実力であると、鼻高々に傲慢になってしまうのです。

　もちろん自分の努力なしに成功はありませんが、さまざまな人の助けがあってこその結果であり、自分だけの努力で成し遂げた成功ではないことを自覚しておかなければならないのです。

　あなたは、お世話になっているさまざまな関係者に対して感謝していますか？　企業が大きくなったとしても、経営の基本的な心は、支えてくれる人があってのもの。それがあってこそ、企業は成長していくのです。

> まとめ
> 何事も率先してことに当たりなさいという意味であり、損得ではなく、相手を思い仕事を進めるという姿勢を持つことが、成功するための秘策であること

「成功は最低の教師だ」──ビル・ゲイツ（マイクロソフト社社長）

　ビル・ゲイツは1955年、アメリカのワシントン州に生まれたマイクロソフトの共同創始者です。ハーバード大学在学中に、友人ポール・アレンとアルテア用のBASIC言語を作成。19歳のとき2人でマイクロソフト社を創業し、事業に専念するために大学を中退しました。MS-OSやOS市場のほとんどのシェアを牛耳るWindowsを作り出したビル・ゲイツは世

界で１位、２位を争う大富豪となっています。

「成功体験がなければ事業を継続させるのは難しい。だがそれに囚われて
もまた、それ以上の未来はやってこない」

　この言葉をどのように受け止めるかは、人それぞれかもしれません。い
かなるビジネス事業も、成長させていく過程の努力は並大抵のことではな
いと思います。「成功体験がなければ継続させることは難しい」という意
味は、「成功」はあくまでも通過点にすぎないということでしょう。その
次の目標を計画しなければ、「未来」は生まれないということです。
　企業経営は継続し続けていくことが難しいのですが、永遠に継続成長し
続けていかなければならないのです。
　あなたは、この言葉の力をどのように理解し、人生の生き方や考え方に
生かしていきますか。共感した言葉を自分の言葉に変えて習得することで
す。

まとめ
・成功体験がなければ継続させることは難しいという意味は、成功は、
あくまでも通過点でしかないこと
・企業経営は継続し続けていくことが難しいということ

「人生・仕事の結果＝考え方×熱意×能力」──稲盛和夫（京セラ創業者）

　稲盛和夫は1932年、鹿児島県に生まれた京セラの創業者です。鹿児島
大学工学部を卒業後、京都の碍子メーカーに就職。経営状態の悪い企業で
したが、ここでファインセラミックの技術を身に付けました。
　1959年に出資を募り、京都セラミック株式会社を設立。資本金300万
円から始まったベンチャー企業は、世界最高のファインセラミックの技術
と電子部品の事業によって、収益を拡大させました。2000年にはＤＤＩ、
ＫＤＤ、ＩＤＯの合弁によってＫＤＤＩが誕生。京セラグループ全体で売
上高１兆2000億円規模に上るまで、業績を拡大させました。

カリスマ経営者として崇められている稲盛の言葉はこれです。

「人生・仕事の結果＝考え方×熱意×能力」

熱意や能力があっても、考え方次第で結果はゼロになることもある、ということです。稲盛は経営塾「稲盛塾」を全国各所に開き、その人生哲学を「京セラフィロソフィ」として啓蒙しています。

この考え方は、自分の人生をかけて仕事に集中することで必ず結果はついてくるということです。結果を生み出すものは、物事の考え方、仕事に対する熱意、仕事を全うする能力のバランスだ、という教えでしょう。

もちろん、仕事に没頭すれば必ず成功するということは断言できません。すべての企業家が成功を約束されていないように、新しいことをやり遂げることには、大きなリスクを伴うことも多々あります。しかし、失敗してしまったら、方針を変更して再びチャレンジし、目標を成し遂げる、そういう意志がなければ、事業は成功しないということでもあります。

あなたには、企業を起業して目標を成し遂げるまで努力や自己研鑽をし続ける覚悟はありますか。人生をかけて目標に到達する道を歩む決意ができれば、あなたの事業は成功するでしょう。成功という結果は、あなた自身の人生そのものでなければならないということです。

まとめ

・失敗したならば、再び方針を変更してチャレンジして目標を成し遂げる、そういう意志がなければ、事業は成功しない
・成功という結果は、あなた自身の人生そのものでなければならない

「言い訳は解決への執念を鈍らせる」──孫正義（ソフトバンク創業者）

孫正義は 1957 年、佐賀県生まれ。ソフトバンクグループの創業者です。久留米大学付属高校を中退すると単身で渡米しました。カリフォルニア大学バークレー校在学中に、自動翻訳機を考案してシャープに売却。その利

益で、日本ではすでにブームが去った「スペースインベーダー」のゲーム機を安価で大量購入してアメリカで販売、ゲーム機器販売のトップになります。帰国後の1981年、26歳の孫は、日本のソフトバンクを設立しました。ソフトウエア流通企業として収益を上げながら、設立間もないインターネット企業に投資。そのうちの1つがヤフーでした。その後も金融や証券、球団経営などの分野に進出し、通信や放送の分野にも事業を拡げています。

これは2010年2月、孫がTwitterでつぶやいた言葉です。

「言い訳は解決への執念を鈍らせる」

ソフトバンク創立当初、若き経営者だった孫は重い慢性肝炎を患い、3年にわたって入退院を繰り返しました。借金をつくりながらも読書に没頭し、巻き返しを図ります。あらゆる不遇にも言い訳しないスピリッツが成功の扉をこじ開けたのです。

人間は、仕事の失敗やバツが悪いことについては、自分の責任ではないという言い訳をよくするものです。しかし、そんな思いで仕事をしても仕事はうまくいかないでしょう。また、上司から命令された仕事で失敗やポカを起こしてしまった場合には、自己防衛本能が働き、その責任を回避しようとするのが人間です。

すべての仕事は自分の責任において進められる仕事である、という仕事への信念を持っていれば、決して愚痴や言い訳ができません。まして経営者の立場にある人であれば、言い訳は「天に向かってツバする」行為です。すべての責任は自分にある、という信念をもって仕事に取り組む姿勢を忘れてはならないのです。

まとめ

・すべての仕事は、自分の責任において進められる仕事であると、仕事への信念を持っていれば、決して愚痴や言い訳ができない

・言い訳は「天に向かってツバする」行為である

「環境に最も適応したものが生き残る」──チャールズ・ダーウィン（自然科学者）

『テラフォーマーズ』（作・貴家悠　集英社）という、大変話題のマンガ作品があります。人間が環境調査のために火星に送り込んだゴキブリが、かの地で大増殖かつ人間大に巨大化。それに対して「昆虫戦士」に改造された人間が駆除に向かうという斬新なＳＦです。この作品が面白いのは、ゴキブリに対する人間の異様な憎悪を巧みについている点です。ゴキブリはしぶとい。長期的な環境適応能力も尋常ではありません。遠い昔地球に隕石が衝突し、全盛を誇っていた恐竜が絶滅したときも、ゴキブリは生き残りました。昨今では、毎日のように強力な殺虫剤が開発されるものの、一向に絶滅する気配はありません。

　彼らの中には殺虫成分を学習し、いつの間にか耐性を身に付けてしまう者が現れるらしいのです。その遺伝子が次世代に受け継がれ、より強いものの子孫が生き残って繁栄していきます。こういう生物の環境適応能力について「自然淘汰」という概念で説明したのがチャールズ・ダーウィンです。

　環境に適応したものだけが生き残り、適応できないものは消えていくという論理です。これを「いろいろな業界で生き残っていく」と置き換えることができます。生き残っていくのは並大抵ではなく、「ぼーっと」していては生き残っていけないのです。ゴキブリの生命力を見習うべきでしょう。

　時代は、経済の変化や生活者のライフスタイルで大きく変化していきます。新しい環境に適合しない商品やビジネスは、いつのまにか衰退します。

　企業として継続的に成長していくには、常に新しい情報を吸収すること、また目まぐるしく変化する経済環境に適合する仕組みを持っていくことが大切なポイントになるはずです。

まとめ
・企業が継続的に成長していくには、常に新しい情報を吸収すること
・目まぐるしく変化する経済環境に適合する仕組みを持つこと

第1章 「成功」するためには、「成功者」を真似る　23

「成功の本当の秘訣は熱心さである」
——ウォルター・クライスラー（クライスラー創業者）

　クライスラー社の創業者ウォルター・パーシー・クライスラーは、1875年、アメリカのカンザス州に生まれました。父の仕事の影響で少年の頃から機関車に心奪われ、18歳のときには模型作りに没頭しました。33歳で初めて車を手に入れると、分解と組み立てを繰り返しては構造や部品の素材を研究しました。鉄道車両製造のメーカーに勤務して自動車の製造に携わったクライスラーは、ゼネラルモーターズ（GM）の子会社であるビュイック社の社長を経て、1925年、自身の名を冠したクライスラー社を設立。これをGM社、フォードに並ぶ、アメリカの三大自動車メーカーの一角にまで育て上げました。

　自動車業界で大躍進したのは、何も特別な経営の秘訣があったわけではないとクライスラーは言います。天才的な技術者でもあったクライスラーの自動車へのひたむきな情熱が、その業績を成し遂げさせたのです。

　人には1日という時間が平等に与えられています。その時間をどのように費やすかは、自分自身で決められます。「熱心」さがあれば誰にでも成功するチャンスがあるということです。

　一度強い意志で目標を決めたならば、その目標に向かって日々の情熱と努力をもってやり続けることが大切です。成功の秘訣はそこにあるはずです。

まとめ

・目標に向かってやり遂げるという強い情熱を持っていれば、成功するチャンスはあるということ

・一度強い意志で目標を決めたならば、その目標に向かって日々努力を続けること

「身を粉にするな、頭を粉にせよ。最悪のあとには必ず最善がある」
──藤田田（日本マクドナルド創業者）

　藤田田は 1926 年、大阪府大阪市に生まれた日本マクドナルドの創始者です。松江高等学校を卒業した後、東京大学法学部へ進学。在学中に通訳のアルバイトで出会ったユダヤ人に刺激を受け、輸入雑貨販売店「藤田商店」を立ち上げたのが、経営者人生の始まりでした。1971 年、米国マクドナルド社と合弁で日本マクドナルドを設立。銀座三越に第 1 号店がオープンすると、たちまち話題になり、10 年あまりで日本の外食産業のトップにまで上り詰めました。

　食のグローバル化を志した藤田の言葉がこれです。

「身を粉にするな、頭を粉にせよ。最悪のあとには必ず最善がある」

　いかなるビジネスにおいても、良い時・悪い時は平等にやってくるものであり、「不景気だから」という言い訳を許さなかった彼の経営理念が染み出ています。言い訳は、自分を正当化するためだけのもの、まさに責任を転化する言葉なのです。

　悪い成績しか出せないのであれば、まずは頭を粉にしてその悪い状態をどのように改善すれば好転するかを考えること。寝る間も惜しまずその原因を追求せよ、という意味です。悪い時にどのように切り抜ければいいのかを真剣に考えることで、いかなる苦境にも屈しない強さを身につければ、自ずと道は拓ける、という名言です。

　自分自身が苦境に立たされた時、その原因を部下や環境に転化せず、努力を継続していれば、最悪の後には最善があります。

まとめ
・悪い成績しか出せないのであれば、まずは頭を粉にして、その悪い状態をどのように改善すれば好転するかを考えること
・努力を継続していれば、最悪の後には最善がある

以上、強い「意志力」（成し遂げる力）や「自己コントロール」を維持する方法を、「成功者」の言葉によって説明してきました。
「成功者」の考え方や生き方を真似ることによって、成功者に自己イメージを重ね、それを自分の行動や結果に反映させていく方法です。成功するイメージを習得することによって、強いメンタルの原動力（モチベーション）にしていくことが大切なのです。
　そして目標とする夢の実現を願うのであれば、**毎日１回「私は成功者になる」という言葉を、口に出して言うことです。**

4 吉田松陰の名言に学ぶ
——思考が変われば行動が変わる

　若い人やあまり歴史に興味がない人は、吉田松陰という名を聞いたことのない人もいるでしょう。吉田松陰（1830～1859）は長州藩士で、幕末の思想家・尊王論者です。名は矩方（のりかた）、通称、寅次郎。欧米遊学を志し、国禁を犯してペリーの船で密航を企てましたが、失敗して入獄。出獄後、萩に松下村塾を開き、高杉晋作・伊藤博文ら多くの維新功績者を育成しました。安政の大獄で刑死しましたが、その思想の影響力は大きいものがありました。この章の最後に、さまざまな名言を残している吉田松陰の言葉の力に学ぼうと思います。

　一つ善いことをすれば、その善は自分のものとなる。

　一つ有益なものを得れば、それは自分のものとなる。

　一日努力すれば、一日の効果が得られる。

　一年努力すれば、一年の効果がある。

　つまり努力は自分の意志や思いを裏切らないということです。

　前述したように、「成功者」になるには、「成功者」を真似るのが近道です。学ぶことは真似ることから始まる、という言葉もあります。

　真似ることによって「思考」が変わります。そして「思考」が変われば、「行動」が変わります。「行動」が変われば、「習慣」が変わっていきます。このようにして、成功者の思考と行動を真似れば、誰でも成功者に近づくことができるという理論です。

　成功者の真似をすれば、成功者になれるのであれば、もっと多くの成功者が世の中にいるのではないかと思う人もいるかもしれません。しかし、そういう人は、「成功者の考え方、行動、習慣、人格などすべてを真似るのは不可能」と思っているのです。それは否定という先入観が先に立っているからです。**まずは先入観を捨て、本当に成功したいと思うことが大切**です。

第1章　「成功」するためには、「成功者」を真似る　27

　どんなチャレンジもしてみるという好奇心や行動力がなければ「成功者」にはなれないことを自覚することです。

　さらに以下は、吉田松陰が遺したさまざまな言葉から、名言のエッセンスを抽出したものです。これにそって自分自身を変えていく一歩を踏みだしましょう。

名言1　「自分次第で人生は変わる」

① 思考が変われば行動が変わる
② 行動が変われば習慣が変わる
③ 習慣が変われば人格が変わる
④ 人格が変われば運命が変わる

「自分次第で人生を変えることができる」ということを松陰は述べていますが、それは上のような論理になっています。

　最近、脳科学の分野でも言われていることですが、人間は、行動の刺激によって意識や感情を変えることができるのです。たとえば、悲しいときに「口角を上げる」という行動をとると、脳は逆に「自分は幸せだ」と思いはじめるそうです。まるでベテランの役者のように、顔や動作によって気持ちや感情を変化させることができるのです。

　また失敗してしまったことについて、いつまでもメソメソしている人と「また頑張ればよい」とすぐに心の切り替えができる人とでは、おのずと結果は明らかです。もちろん、前向きに心の切り替えができる人が成功する機会は多くなります。

　私の人生を大きく変えたのは、自分の意志と決意でした。まだ25歳で人生を変える意志を持っていたわけではなかったのですが、目標とする経営コンサルタントの先生に会うたびに、しっかりとした意志を持つようになり、目標に向かって変わっていく自分を実感しました。その時、人生の目標がしっかりしていたことを覚えています。この私の経験のように、自

分の人生は自分次第で大きく変えることができるのです。

名言2 「限界を設けるな」

　我々は、肉体的・精神的資質のごく一部分しか活用していない、潜在的に持っている可能性に対し、現実はその半分にも達していない、と吉田松陰は述べています。

　たとえば、「やったことのないこと」に対して、経験がないからできないと判断して、それを拒否する姿勢です。しかし、それでは新しい仕事に挑戦するようなことはできません。

　私はクライアントから依頼されたことについては、経験がなくとも、すぐに「できない」という言葉を発しない主義でコンサルティングをやってきました。これは私の持論ですが、知らないことでも、後で調べればできる仕事になることも多々あるからです。「自分に制限を設けない」のは、コンサルタントの鉄則です。

名言3 「すべてを受け入れるところから始めよ」

「物事をあるがままの姿で受け入れよ」ということです。起こったことを受け入れることが、不幸な結果を克服する第一歩なのです。自分の偏見を組み立て直しているに過ぎないのを、「思考」していると勘違いしている人が非常に多いのです。「後悔は思考ではない」と吉田松陰は述べています。

　仕事で失敗してしまい、お客様に迷惑をかけてしまったときは、起きてしまったことを素直に受け止めるべきでしょう。ありがちなのは、すべてを受け入れる前に言い訳や反省、後悔を引きずってしまうことで、そこから得た学びを次へ活かすことができないのです。

　そうではなく、失敗で失った信用を取り戻すための努力に集中することです。そうすれば、確実に人生は変わっていくでしょう。

第1章 「成功」するためには、「成功者」を真似る　29

名言4 「自分を信じろ」

　できるかどうか分からないような試みを成功させるただひとつの方法、それは「できる」と自分を信じることだと吉田松陰はいいます。
　我々には無限の選択肢があるのです。そこから取捨選択し、その選択の積み重なりが人生を形作っていきます。その「選択」を正しく行なえるかどうかは、「自分を信じられるかどうか」にかかっているのです。「できるかどうかわからない」ならば、ともかく「まずはやってみること」です。

　もちろん、根拠もなく仕事ができるようになるわけではありません。努力すれば、なんとかできそうならば、まずは自分自身を信じることで、その仕事に取り組む心や行動が生まれてくるということです。
　最初から「できない」という思考が心の中にあれば、努力してやれる仕事でもできなくなります。自分自身を信じる心があれば、もっと前向きになれるでしょう。「できない」という結論を出す前に、「ともかくやってみよう」という心や行動に繋げることが大切です。

名言5 「人生には価値がある」

「人生は価値あるものだと信じなさい。そうすればあなたのその信念が人生を価値あるものにする」という吉田松陰の言葉があります。
「人生には価値がある」と信じられれば、その価値に沿った行動ができるようになります。そのような行動を積み重ねることで、人生も価値あるものになっていくはずです。悩んでいる時間は、あなたをどこへも連れて行ってくれません。しかし行動をすれば何かしらの発見をあなたにもたらしてくれるはずです。

　人それぞれの人生があるように、価値にもさまざまなものがあるでしょう。その価値観を決めるのは自分自身です。この仕事で生涯生きていこう

と決めれば、人生は非常に価値あるものになるはずです。しかし自分の人生がつまらないものであるとか、否定的なことを思えば、人生そのものの価値は低下してしまうのです。

　私はコンサルタントという仕事をとても価値あるものだと自負しています。コンサルタントという仕事は、企業ごとに仕事の問題や悩みの内容が違うわけですが、それぞれについて課題を分析・検討し、解決策を出さなければなりません。その過程で多くの勉強や発見をしてきました。これまでの人生には価値があったという思いで、いまも仕事をしています。また、価値ある人生に沿った仕事をしようと努力しています。

5 実践しましょう

　前述のとおり、「成功者」になるには、「成功者」を真似るのが近道です。学ぶことは真似ることでもあります。尊敬できる「成功者」を真似ることで、あなた自身が「成功する人生」に向かって変わっていくことでしょう。「成功者」の師を持つことは、精神的にあなたのプラスになるのです。

　私はこれまで約1000人以上の経営者や事業家に対して助言や指導をしてきました。そのなかで「成功」した人が共通して取り上げる話題は、過去・現在の偉人の功績です。

　たとえば、この章でも紹介した人だけでなく、松下幸之助、本田宗一郎、ピーター・ドラッカー、スティーブ・ジョブズ、アンドリュー・カーネギー、稲盛和夫、野球監督の野村克也（野村ノート）、サッカーの長谷部誠（心を整える。 勝利をたぐり寄せるための56の習慣）、小説家・村上春樹などの名前が挙がります。

　自分の生き方、考え方に合う心の師を見つけ出すことが「成功」につながっている、といっても過言ではありません。

　ぜひ、あなたの思想にあった成功者の心の師を探してみてください。必ずあなたの心の力につながるはずです。「成功者」を手本として「成功」への道を切り拓いてください。

▼あなたに質問です

　では最後に、あなたが過去・現在で尊敬できる人はいますか？ **あなたの尊敬する人の名称を次ページの枠に記入してみましょう。**

　著名な人でなくともよいのです。あなたの尊敬する人、上司や先輩のように身近に存在するのであれば、その名称を記入してみましょう。

　また、あなたは、成功している著名人の言葉や経営思想を真似たいと思ったことはありますか？ 成功した経営者、アスリート、著名人で尊敬

している人、興味を持っている人の名前を下の枠に書いてみましょう。

　あなた自身がこのような「成功者」になりたいという気持ちがなければ、ただ単に名称を記入しても意味がありません。目標とする「成功者」を書いてください。自分の現在の技量に合わせた目標ではなく、その道の第一人者になるという強い思いと目標が必要なのです。

★書き込みシート

-
-
-
-
-

第1章 まとめ

1　成功者の真似をすると成功者になれる（「ミラーニューロン」の考え方）。
2　多くの成功者の名言から強い意志力を学び、成功脳を持つ。
3　思考が変われば行動が変わる。行動が変われば運命が変わる。

第 2 章

成功するための意志力

1 意志力とは何か

よく仕事や勉強しているときに、今日は疲れていて「やる気がはいらないな！」「モチベーションが上がらない」という言い方をしますが、これは実は脳が疲れているのではなく単なる思い込みです。

あなたはこの本をここまで読んできて「少し飽きましたか？」「途中で眠くなりましたか？」 集中がとぎれたら少し目を閉じたり、5分程度の深呼吸などリフレッシュをすればよいのです。たぶん本を集中して読んでもその内容の60％も脳に残っていないでしょう（人によって異なります）。

実は**意志力とは、集中力の源**であり、意志力が低下、自己消耗してくるとやる気や意欲がなくなってくるのです。いわゆる集中力がなくなってくるということです。

では意志力とは、果たしてどんなものなのか、人の意志力について具体的に考えていきましょう。

2 目標を成し遂げる(意志力を科学する)

意志力とは、定めた目標の達成に向け行為を促す、自発的な思考という意味を持ちます。

また意志力は筋肉のように疲労するもので、鍛えることでその能力が回復するといわれています。さらにこの発見はめざましい効果を上げています。

しかし現代人にとって、仕事の効率を低下させる原因が多種多様あります。つまり「強い意志力」だけでは集中力を維持することに限界があるのです。

第2章 成功するための意志力 35

たとえば、よく公園や駅前広場に行くと、同じポーズで身動きひとつもしない大道芸人に合うことがあるでしょう。彼の目的は、数時間同じポーズを継続し、そのパフォーマンスに共感してくれた人から小銭をもらうということです。

観客に、そのパフォーマンスに「凄い」「素晴らしい」「人並みはずれた芸である」という感情を持ってもらわない限り、生活費を稼ぐことができません。

瞬きや細部の目、表情に至ってもひとつも動いてはいけないのです。観客に何かを言われても、姿勢が苦しくとも動かないのは、人間にとっては非常に苦痛です。

少しも動いてはいけないという意志力と何時間も動かないでいるという技術があるからこそ、この大道芸が成立しています。

意志力とは、自分をコントロールして物事を成し遂げる力のことであり、あらゆる誘惑を排除してやるべきことに集中する力をさすのです。しかし、身の周りにはたくさんの誘惑があるため、その意志力は常に消耗していきます。そのため常に補わなければ消耗してしまうことを理解してください。

意志力とは、さまざまな誘惑や欲望を自己コントロールする力であり、あなたが幸せな人生を成功させるためのファクター（要因）です。

意志力は消耗し、集中力は低下してしまうことがわかりました。では、いかに意志力を鍛えて目標を成し遂げる力を養えばよいのかを次に考えていきましょう。

（1） 3つの要素からなる意志力

さまざまな研究の結果、意志力とは以下の3つの要素から成立していることがわかりました。

1. やる力：目標に向けて成し遂げる力
2. やらない力：欲望を抑える力

3. 望む力：やりたいことをイメージし計画する力

「やる力」「望む力」という意志力にくわえて「やらない力」という意志力があります。たとえば、禁煙とかダイエットのことを考えてみてください。「タバコを吸わない」「高カロリーのものを食べない」「甘いものは食べない」ということですね。

この3つの力が結合して意志力として働くのです。

▼「意志力」と「感情」「衝動」

人間には、この「意志力」に対して場合によっては反抗する力も備わっているそうです。それは一般に「感情」とか「衝動」と呼ばれるものです。

人間の頭（心）の中では、常に意志力と衝動が「シーソーゲーム」をやっているかのように動いていると考えられています。図表2-1のように、理性（意志力）と感情（衝動）がしのぎを削っている状態にあるのです。

意志力が勝っていれば、望む未来を描き（「望む力」を使う）、やるべきことをやり（「やる力」を使う）、よくないことはやめられます（「やらない力」を使う）。

意志力を高めるためには、理性と感情のバランスをコントロールできるように、自己訓練する必要があります。訓練すればするほど強い意志力を習慣化できるようになります。

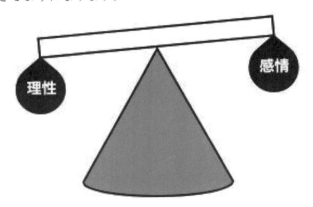

図表 2-1

意志力が弱ってしまうと、未来は考えられず、自分のコントロールができずに、ネガティブな行為に走りやすくなります。最悪な例がアルコール中毒や薬物濫用です。また衝動からくる快感への誘惑に意志力が勝てない例はいくらでも思いつきます。

やるべき仕事が残っているのについスマホを見たり、ＴＶを見たりして、無駄な時間を過ごしたことはないでしょうか。長期的なことでも、短期的なことでも、物事をやるときには、感情に流されずに意志力を高めて乗り切ることが重要です。

▼意志力には限りがある

意志力の研究の価値は、この「シーソーゲーム」への賢い対処法を明らかにしたところにあります。それを説明する前に、知っておいてほしいことがあります。

意志力は、実は限りある資源なのです。意志力の量は無限ではなく、限りがあるということがわかってきました。これが最も意味のある知見だと私は思います。

意志力は、起きてから寝るまでの間、一定の量しか用意されていないのです。基本的に朝起きた瞬間から意志力は減っていくということです。

何かを考えたり、決めたり、将来のことを考えたり、感情や衝動を抑えたり、我慢したりするたびに、意志力は減っていくのです。元に戻すには、睡眠を含め充分な休息の時間が必要です。

つまりゲームに費やす時間の世界と同じですね。ただ現実の人間は、仮に意志力が減少してもいきなり思考が止まることはありません。でも日常生活で経験している通り、たくさん頭を使いすぎると判断力が鈍くなることは、経験済みだと思います。

また、意志力は、ゲームのアイテムみたいにお金で買ってきたり、何かのアクションでゲットすることができません。浪費してしまえば、本当に必要なときに意志力を使えなくなってしまうものです。いわばお金と同じなのです。

▼「決定疲労」

　意志力が減っていくことを心理学では「決定疲労」とか「自我消耗」といいます。「決定疲労」とか「自我消耗」が進むと、計画性や自制心が働きづらくなり、自分の思考・行動が感情に流されやすくなってしまいます。

　時には意志決定を誰かに任せたくなるときがあります。友人と飲食店に入ってもメニュー選びを人に任せてしまったりすることもあります。それは意志決定の量が多すぎて、脳が疲労を起こした状態に陥ったからです。イライラしだすのも意志力が関与する部分も多いとされています。

　さらにもっと「自我消耗」が進むと、物事を決めることを避けるようになります。

　だから疲れているときには、重要な意志決定は延期したほうが賢明なのです。

(2)　「思考」「感情」「衝動」「集中」をコントロールする意志力

　さて、先の「シーソーゲーム」に賢く対処するには、意志力を活用して、主に下記の４つのモノをコントロールする必要があります。社会において「思考」「感情」「衝動」「集中」は、いろいろな場面で要求されます。

　この４つのコントロールさえできれば、大抵のことをうまく処理できるようになるのです。そして、それぞれの項目を意志力でコントロールする訓練が必要になります。具体的には、「どこまでポジティブに思考できるか」、「常に平常心を保つための感情調整ができるか」、「考える前に動いてしまう動作を制御できるか」、「常に集中力を維持できる訓練をすること」です。

　図表2-2は「思考、感情、衝動、集中」の内容を表にしたものです。

　この４つの項目をコントロールするためには、それぞれの項目に対して以下の７つのトレーニングを繰り返すことが大切になります。繰り返し習慣化することによって意志力は鍛えられるようになります。

　では、項目ごとに具体的に説明していきましょう。

思考	心配事や迷い事がある場合、どれだけポジティブに考えられるかということが、強い思考のコントロールに求められます。
感情	上司に叱られてしまったときに、気持ちのイライラや萎縮する気持ちを抑えて通常の平常心に戻るためには、強い感情の調整が求められます。
衝動	つい意識せずに酒やたばこに手を出してしまったり、試験勉強中にゲームをやりだしたり、という欲求を抑えるためには、衝動のコントロールが求められます。衝動とは、考える前に動いてしまう動作。
集中	単純な作業でついつい集中力が途切れそうなとき、気持ちを切らずに変わらないパフォーマンスを持続させるためには、集中力のコントロールが求められます。集中力を切らさない訓練をすることです。

図表 2-2

「思考」「感情」「衝動」「集中」をコントロールする7つのトレーニング

　以下の（1）～（7）までの項目を習慣化することで、意志力を強くできます。

▼（1）「呼吸を整える」

「感情」は、認知（思考）と身体的反応のコンビネーションで生まれます。脳はまず物理的な刺激に反応し、それを感情として解釈します。

　たとえば、「恐怖」の感情については、脳はまず口内の乾きや心拍数の上昇などの自動的な生理反応で処理し、こういった処理を「恐れの感情に関連する処理である」と判断するのです。

　また、ストレスを感じているとき、わたしたちの呼吸は浅く短くなりがちです。そのとき呼吸を整えると、おなかや脇腹に力が入って腹圧をかけるため、自然とゆっくりとした腹式呼吸になり、身をよりよい状態へ導い

ていけるようになります。

▼(2) 「うつむかない」

　読んで字のごとくです。気分は身体に現れるものです。たたずまいなどの非言語的コミュニケーションは、他者からどう見られるか、ということだけでなく、自己認識、「思考」にも影響を与えます。「うつむかない」ことが大切です。

▼(3) 「ボディランゲージを積極的な印象に変える」

　積極性や自信は一定の身動きで伝わってくるものです。言葉が通じない人に言葉ではなく、身振りや手振りで意志を伝えることができることがよくあります。身体的言語は、一般的に認識されているよりずっとコミュニケーションに役立っているのです。

　また、自分の話し方に身振りや手振り、顔の表情などを加え、相手の目を見て意志を伝えることは、自分の主張や感情のコントロールにも役立ちます。

▼(4) 「運動をする」

　気持ちを入れ替えるためにちょっと走ってくる、という人はかなり多いはずです。運動すると、脳内にエンドルフィンと呼ばれる集中力、気分を高める化学物質が放出されます。

▼(5) 「休憩を取る」

　気持ちが腐った時は、ペースを変え、今までと違うさまざまな刺激に触れてみることです。脳は、壊れたレコードのように、何度も何度も同じことを繰り返してしまう傾向があります。同じことをループして何度も繰り返し考えることは、「反芻」と呼ばれる現象ですが、精神衛生上よくありません。集中力を取り戻すための休息をとることです。

第2章 成功するための意志力　41

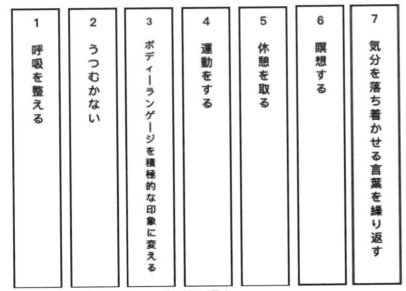

図表2-3　精神的トレーニングを繰り返す

▼(6)　「瞑想する」

　瞑想は脳のストレス刺激への対応を配線し直し、自分自身のコントロール力を高めます。瞑想によって集中力が向上し、免疫システムが強化されストレス反応が軽減され、自己制御が強化されるとする研究結果もあります。
①**体を動かさずじっと座ります。**
　背筋を伸ばした状態で椅子あるいは床に座り、姿勢を整えます。
②**静かに目を閉じて両足はあぐらをかき、両手は膝の上に置きます。**
③**ゆっくりと呼吸をします。**
　鼻からゆっくりと息を吸い込み、口からゆっくり吐き出します。5秒かけて吸い、5秒かけて息を吐くというペースが一つの目安です。

▼(7)　「気分を落ち着かせる言葉を繰り返す」

　感情の波にのまれそうになったら、自分にとってポジティブな意味を持

つ言葉を繰り返しましょう。ポジティブな自己確認を繰り返すことによって、自分自身の感情的反応についてコントロールすることができます。常に自己コントロールするのは、日常的に習慣化していなければなかなか実践できないことであり、意識しながら訓練を続けることが意志力を養う習慣につながります。

3 意志力は消耗する(筋肉に似ている)

　先にも述べましたが、意志力は体力と同様、使えば消耗します。つまり、筋肉のように疲労してしまうのです。「3日坊主」という言葉があります。新しいことにチャレンジするときには、決まってついて回る言葉でしょう。

　たとえば、ダイエットを始めたとします。意志力の弱い人でも、3日目くらいまでは意志力を発揮することができ、その間は食事のコントロールや甘いものを食べたいといった衝動をコントロールできます。

　しかし、意志力の弱い人は4日目以降は意志力を使い切ってしまい、衝動を自己コントロールすることができなくなり、ダイエットに失敗してしまいます。

　人によって意志力の長さは異なりますが、どこかで意志力の限界がきてしまいます（意志力が強い人は、欲求が薄れるまで走り切れる場合もあります）。

　意志力はあくまでも有限であり、使用した分だけ消耗してしまうため、回復するのを待たなければなりません。

▼エナジーバンパイア

　会話するだけでこの意志力を削いでしまうタイプの人がいます。他人の運気やエネルギーを吸い取ってしまう「エナジーバンパイア」と呼ばれる人です。強い意志が必要なときには、できるだけ接しないように注意しておいたほうがいいでしょう。

　たとえば、

「あの人と会話するとなぜか疲れる」

「話すだけで気持ちが沈む相手がいる」

「なぜかあの上司の指示には従う気持ちが薄れる」

「あの人とは話をしているだけで気持ちが不快になる」

　などといった人が周りにいる場合、その人は「エナジーバンパイア」の

可能性が高いので要注意です。環境に気をつけるようにすることが大切です。

　意志力を常に効率的に使用したい場合には、意志力そのものを鍛えていくことが大切になります。

　もしあなたが意志力の自己消滅が激しいと自覚できるのであれば、普通の人以上に意志力を強くするための訓練をすることです。即断即決の習慣をつける必要があります。

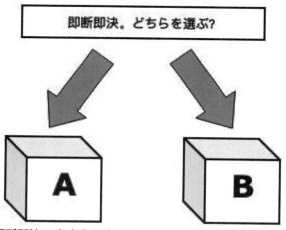

図表2-4　即断即決で意志力を高める

　意志力とは消費すればするほど弱まっていくものです。逆にいえば、意志力は鍛えることによって強くすることができ、自己コントロール力を高めていくことができます。

(1) 意志力と集中力の鍛え方――「記録と習慣化」

　意志力を鍛えるためには「記録」が役立ちます。目に見える数値として残すことで、自分を客観的に見ることができるためです。たとえばダイエットならば、毎日体重や体脂肪を計ります。

　努力の結果が目に見えると（体重計の針が前日より下がっていると）モチベーションがあがるはずです。このモチベーションこそ、意志力をコン

トロールするものです。

　また、減量していることの成果を友人にも言うことによって、より効果があがります（あえて誰かに伝えることによって減量しているのだという強い自己コントロールの暗示をかける）。

　もうひとつ有効なのは「**習慣化**」です。集中力が切れたら「背筋を伸ばす」、「お腹が空いたらガムを噛む」、緊張を感じたら「深呼吸する」、イライラしたら「少し目を閉じて精神の鎮静を促す」など、自分なりのルールを決めます（ルーティン）。

　つまり習慣的な行動に集中している間は、別のことが気になりません。結果として意志力の消耗スピードが下がり、作業効率があがります。小さなルールを徹底すると、意志力のウォームアップに役立ちます。

　より大きな課題に取り組む前の準備体操のイメージです。続けることができるなら、どんなことでもかまいません。必要なエネルギーを余分なことに使わないよう、生活スタイルをあらためましょう。

　余分なエネルギーを使わないための制御法があります。「**脳は１つで、自分は２人（ＡとＢ）**」という考え方です。

　あるＡの自分は「痩せてスリムな身体になりたい」と考えています。実現のために食事制限が必要なので、おやつに「バナナ」を望みます。

　一方のＢの自分は「おやつにお菓子を食べたい」と思っています。

　ここで葛藤ができて選択肢がうまれます。二人の自分が対立する考えを持っているときこそ、意志力によって片方の自分をセーブする必要があります。

　この例の場合には「お菓子を食べたい自分Ｂ」を制御して、バナナをおやつに選びます。**ストレスなく意志力をコントロールするには「正しい考えを持っている自分」を「本当の自分」とみなすことです。**バナナがほしい自分を本当の姿だと考えると、理想的な行動が習慣として身に付きます。

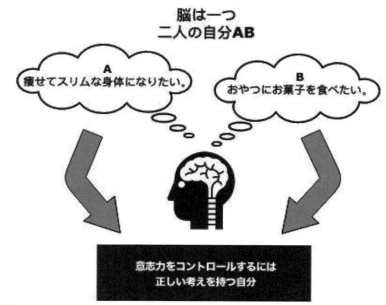

図表 2-5　理想的な行動を制御すること／意志力強化

（2）　行動を習慣化して意志力の消耗を抑える

　慣れないことをしようとすると意志力を多く消耗しますが、習慣化した行動ならほとんど意志力を消耗せずに行なうことができます。できるだけ習慣的な生活を心がけることで、意志力を節約することができるのです。
　朝早起きすることを考えてみるとわかりやすくなります。
　毎日9時に起きている人が5時に起きようとすると、かなり気合を入れないと寝坊してしまうことが多いでしょう。しかし、毎朝6時に起きる習慣がある人からみれば、5時に起きることは、大して苦にはなりません。当然、意志力の消費はほとんどありません。
　このように、生活をある程度習慣化することで意志力をかなり節約することができます。

（3）意志力と集中力を鍛えるための5箇条とそのコツ

　ここからは、意志力と集中力の効果をより高める方法として、次の5箇条を説明していきます。

1　潜在意識を書き換えること
2　「○○○をしなければいけない」という考え方をやめること
3　睡眠や食事で意志力を回復させること
4　行動を習慣化して意志力の消耗を抑えること
5　コーチングを受けること

　意志力は筋肉によく似ています。筋肉は筋トレをすれば強くなりますが、ただ鍛えれば良いというわけではありません。筋肉の上手な動かし方を覚えることで「早く走れるようになったり」「長く泳げるようになったり」するように、意志力を上手く使えば、「ストレスを一瞬で解消できる」ようになったりするのです。

　アスリートは目標を達成するための努力を続けます。その目標を達成できれば、次にもっと高い目標を設定し、その目標に向かって再び努力を続けます。
　意志力もそれと同じで、鍛えると同時に上手な運用方法を身につけることによって人生に役立てることができるようになるのです。もちろん、筋肉を使いすぎれば体力を消耗するのと同じで、意志力もときには休ませることが大切です。
　以下は、さまざまな誘惑や衝動に打ち勝つための意志力トレーニングのポイントです。

▼1　自分の意志の弱さに打ち勝つための支え

　人間は、所詮意志の弱い動物であるといわれています。たとえば禁煙で

す。たばこは体に悪いとわかっていながらやめられない人がまだまだ多いのが現実でしょう。たばこを明日から吸わないと決意しても、おそらくほとんどの人は止めることができないでしょう。意志はそれだけ曖昧なものです。

たばこを止めている人の話を聞くと、体の健康など自分の意志だけではなく、自分のことをサポートしてくれる人の援助があることが、意志の弱さに打ち勝つ勇気につながったということです。これが強い意志力を養う支えになっています。

▼2　潜在意識を書き換える（意志力を消耗させない）

潜在意識を書き換えることで意志力を鍛えるとともに、消耗を抑えることができるようになります。

潜在意識とは、人の意識の97％を占める無自覚な部分のことです。人はこの無自覚な意識の影響を色濃く受けています。

潜在意識で「**自分はダメなやつだ**」と思っていると本当にダメなやつになってしまいます。逆に「自分はなんだってできる！」と思えれば、本当に願望を実現することもできるようになります。

つまり**潜在意識に「自分は意志が強い」と考えさせる**ことができれば、意志力を格段に上げることができるのです。

苦手なことや嫌いなことには、なかなか長時間集中するのは難しいものです。勉強に苦手意識を持っていた場合、勉強をするのにかなりの意志力を消耗してしまいます。ところがゲームや漫画のように好きなことだと、時間を忘れてすぐに手に取り、そのまま何時間でも集中できてしまいます。「苦手なことや嫌いなこと」は意志力の消耗が激しく、すぐに集中がきれてしまう」のに対し、「好きなこと」はほとんど意志力を消耗しないので、肉体的限界がくるまでずっと集中できるのです。そしてこの苦手意識や好き嫌いという感情は、潜在意識の影響を強く受けているのです。

また潜在意識を書き換えることができれば、苦手や嫌いという感情は克服でき、ほとんど意志力を消耗せずすみます。潜在意識を書き換えることは、人生を好転させるためのポイントになるのです。

▼3 否定的言葉は捨てる──あえて先延ばしして意志力の回復

　もし「この本の意味や内容がわかっている人は読む必要はありません」と言われたら、その逆に脳はその否定の言葉を気にするものです。つまり「この本の内容には何が書いてあるのだろう」という好奇心や興味が生まれるように脳が反応するようになっています。

　ですから、自分に対して否定的な言葉を決して刷り込んではいけません。否定的言葉は意志力の消耗を促進してしまうネガティブな思想なのです。

　たとえば、「本日までにこの本を読まなければならない」という考え方や「この音楽を聴いてはいけない」という考え方をしていると、かなりの意志力を消耗してしまいます。

　とくに「お酒は飲んではいけない」、「禁煙しなければいけない」といった「我慢しなければいけない」という考え方は、本当に意志力の消耗を激しくさせるのです。

　そこで**誘惑を我慢しなければいけないときに有効なのが、「あとからゆっくりしよう」という考え方**です。「○○○しなければならない」のかわりに、「お酒を今は我慢して、土曜日になったら飲もう」とか「タバコは夜寝る前になったら吸うから、今は我慢しよう」と考え、欲求を先延ばしにするのです。

　それだけで「今すぐやめなければならない」と思うより、ずいぶんと意志力の消耗が抑えられます。そして土曜日や夜になったら、「ここまで我慢できたのだから、このまま次の土曜日まで我慢してみよう」というふうに、できるだけ欲求を先延ばしにするわけです。

　いっきに禁酒するのが無理な場合でも、1週間我慢してからお酒を飲んで、次は2週間我慢してからお酒を飲んで、というように少しずつ我慢する期間を延ばしていけば、いずれはお酒をやめることができます。

　いっきに禁酒するには意志力が足りないので、意志力を回復させながら、少しずつお酒をやめていくというわけです。

　ただし、意志力が弱い人の場合は、一度欲求を満たしてしまうと、そこからなし崩しになってしまうこともあります。意志力の回復より欲求の再

燃のほうが強いパターンがあるのです。

しかし人によってはとても効果的な方法ですので、どうしても禁酒、禁煙ができない人は、一度試してみる価値は十分あります。

▼4　意志力の消耗と意志力をコントロールする方法

健康のために「ジムに通うぞ」という立派な決意をしていたのに、仕事でいろいろと大変なことがあった日には決意が弱まってしまったことはありませんか？　それはなぜでしょうか。

その理由は、**意志の力は、物語のコンセプトのようなものではなく、自動車のガソリンのようなものだ**ということにあります。つまりその量を測定できるようなエネルギーであり、使えばなくなっていく消耗品なのです。

フロリダ州立大学の心理学者ロイ・バウマイスターは、これを「**自我の消耗**」と呼んでいます。

同氏はこの現象を焼き立てのチョコレートチップ入りクッキーをのせた皿の隣に学生を座らせることで証明したのです。

学生たちのうち、ひとつのグループはクッキーを食べることを許可され、もうひとつのAグループは我慢するように命じられました。その後、両方のグループは、難しいパズルを完成させることを求められました。

クッキーの我慢を強いられたグループは、「我慢の蓄え」がすでに消耗しており、新しい課題を与えられるとすぐに投げ出しました。一方、意志力を保存していたと見られる、クッキーを食べたBグループは、パズルに対してより長い時間取り組んだのです。

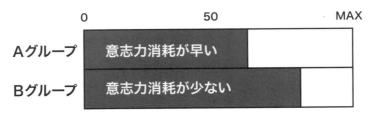

図表2-6　意志力保存と自我消耗

ほかに意志力はグルコース（糖分）で補給されるとする研究が複数あり

ます。これは、体重を減らそうとしているのに、その決断が消えてしまう理由を説明する手がかりになります。

　つまり食べ物を食べないでいるとグルコースが減少し、それに伴って意志の力も減少していくのです。「食べないでいるためには意志の力が必要だが、意志の力を得るためには食べることが必要なのだ」と、『意志力の科学』の共著者ジョン・ティアニーは言っています。

　さらに意志の力をコントロールする方法も教えてくれます。意志力は有限な資源なので、無理に手を広げすぎてはいけません。決心はたくさんではなくてひとつにすべきであるということです。たとえば1週間の禁煙などをやり遂げることができた場合は、おいしい夕食を楽しむなどして意志力を一休みさせるのです。

　もうひとつの戦術として、「**自制心の外注**」があります。**ジムのトレーナーや誰かと一緒に行動する友達など**を探すことで、周りの監視の目を増やし、意志力を減らさないよう予防するのです。「自制が最もよくできている人は、1日中自制心を使ってはいない。自制心を節約できるように生活を構築している」。そういう生活によって、本当に必要なとき（たとえばジムに行くといったとき）に自制心が十分存在するよう蓄えているのです。

第2章 まとめ

1　意志力とは、さまざまな誘惑や欲望をコントロールする力であり、成功のファクター（要因）である。

2　意志力を高めるためには、理性と感情のバランスをコントロールできるように自己訓練する。「思考」「感情」「衝動」「集中」をコントロールする7つのトレーニングがある。

3　意志力は筋肉と同じように消耗するので、行動を習慣化して意志力を消耗させないようにする。

4　潜在意識を書き換えれば、苦手や嫌いという感情は克服できるなど、意志力と集中力を鍛える方法を身につける。

第3章
集中力を高めるための法則

1　生活習慣を変えて集中力を高める

　あなたは、どのくらいの間ひとつのことに集中していられますか。それは例えば「本を読んでいるとき」「ゲームに集中している時」「映画を見ている時」など基本的には、興味があることや好奇心を掻き立てるものに対しては、集中力は通常よりも維持できるはずです。しかしあまり興味がないことをしている時は、なかなか集中できないのが現実です。

　一般的に人が集中できる時間は、約30〜50分が限界と言われています。学校の授業は学年によっても異なりますが、20分、40分、50分ごとに区切られているのは集中力との関係があります。

　私の場合、パソコンで原稿を書く時は、約50分ごとに5分位の休息をとるように習慣化しています。なぜならば、途中で集中力が途切れるからです。また集中力を使えば使うほど集中力の消耗のサイクルが短くなってくるのです。

　また講師で90分のセミナーを行なう場合には、約40〜50分で1度休憩を5分から10分とるようにしています。聞き手は講師よりも集中力を失う時間が短くなるからです。面白くない話は、集中力を40分維持することができないでしょう。

　実際、人は集中力を高めることがどういうことなのか、あまりわかっていないのが現実です。そもそも集中力は、意志力を鍛えなければ上げることができないのです。前述のとおり意志力とは筋肉のようなものであり、使えば使うほど消耗してしまい、集中力を低下させてしまいます。

　集中力を高めるためには、意志力と同様に鍛える習慣をつくる必要があり、自己鍛錬のために日常習慣を変えることが大切です。

　意志力と集中力の鍛錬を習慣化させるサイクルをつくることが、集中力を切らさない条件の一つなのです。習慣化することによって集中できる脳

をつくれるようになります。

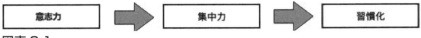

図表 3-1

　さまざまな情報を脳で処理して自分の意志として表出するには、高い集中力を発揮する能力が必要です。意志力を強くするためには、自己鍛錬を繰り返し、集中力を上げていくサイクルを習慣化させます。これによって、意志力と集中力の消耗からの回復を早めることができます（図表3-2）。

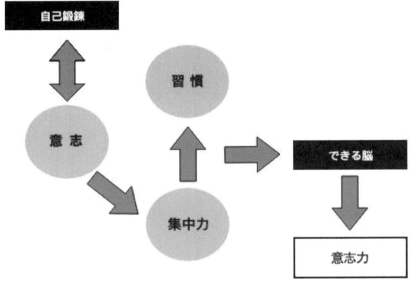

図表 3-2

　成功する人に共通していえるのは、自己鍛錬を通して集中力や行動能力を習得していることです。
　集中力を高めるためには、日常的にどのような行動や考え方をしなければならないかを考えてみましょう。
　自分自身の思いに反して「何をしても身に入らない」「気が散って集中できない」「すぐ集中が途切れてしまう」「すぐに飽きてしまう」「集中したいと思っても気がつくと他のことをやってしまう」「すぐに疲れてし

まって、なかなかやるべきことに集中できない」などが本音であると思います。

　特に勉強、仕事、日々の雑事まで、集中していればすぐに終わるものが、集中力がないばかりに何倍も時間がかかってしまうことがよくあります。勉強であれば受験や試験に落ちてしまいますし、仕事で成果が上がらないのは死活問題になります。集中力は人生そのものに大きく影響してくる能力なのです。

▼集中力を上げるには？

　この集中力は、意識してトレーニングすることによって簡単に上げることができます。

　それは筋トレによって重いものを持ち上げられるようになったりするのと同じです。運動が苦手な人でも練習次第でフルマラソンを完走できるようになるのと同じように、トレーニング次第で普通の人の何倍も集中力を上げることが可能になるのです。

　集中力が続かない人は、集中できないことを才能や環境のせいにして、自分でトレーニングや工夫をしようとしないのです（所詮人間は怠惰な生き物です）。

　しかし集中力は、高める努力をすればするほど、すべてにおいてうまくいく可能性が一気に高くなるのです。集中力をトレーニングすれば一気に人生そのもので優位に立つことができるのです。

　では集中力を高めるための方法を、具体的に説明していきます。

　（1）〜（11）は**集中力を高めるキーワード**です。これを習慣化するように訓練しましょう。

（1）　他のことはやらない

　脳は新しいもの好きです。何かに取り組んでいても、他の物が目に入った瞬間に、自動的に脳は新しい物に焦点を合わせてしまいます。掃除をしていたらマンガを見つけて読み始めてしまうことや、インターネットで調

べ物をしていて気がついたら2時間も「YouTube」を見ていた、なんて経験があると思います。これはほとんど無意識の脳のクセなのです。

ある程度の時間集中するためには、「何かをやる」と決めた以上は、「**この仕事が終わるまでは他のことをやらない**」と決めることが重要です。あらかじめ「やらない」と決めておくことで、新しい刺激を受けても「やらない」ことの選択が可能になります。

まず、**テレビとネットを消しましょう**。テレビを見ることの弊害はたくさんありますが、集中力への悪影響は計り知れません。単純にテレビがついたままだと集中できないだけではなく、集中力そのものを徐々に低下させてしまうからです。それは、テレビを見るという行為が極度に受動的な行為だからです。

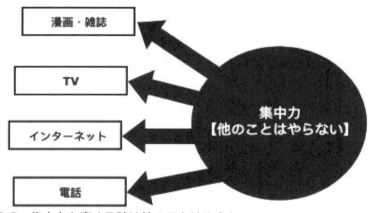

図表3-3　集中力を高める時は他のことはやらない

テレビは視聴率を獲得するために、視聴者の注意を引きつけるための仕掛けが満載です。そのためテレビを見つづけることには何の意志力も精神力も必要としません。ところが勉強でも仕事でも、自分の意志力と精神力がなければ始めることも続けることもできません。

テレビを捨てることができれば一番いいのですが、それができない場合は、テレビのコンセントを抜くなど、ついついテレビを見てしまうのを防止するためにハードルを上げておくだけでも、だらだらした時間を減らすことができるはずです。

現代ではテレビと並んで、インターネット中毒も問題になります。テレビほどではないにせよ、次々に脳に新しい刺激が与えられるので、まるで薬物中毒のように次々といろんなサイトを閲覧してしまうことになります。

　集中力を高めるトレーニングをしているときは、誘惑するあらゆるものを周辺から排除することです。これが終わるまでは「他のことはやらない」という意志をしっかりと持ちましょう。

　ちなみに私の場合は、この原稿を書くときは、インターネットを切断した状態でパソコンのキーボードを打っています（カフェのざわめきとＢＧＭはゆっくりと流れていますが、集中していればＢＧＭは集中力をさえぎることはないのです、あくまでも私の場合）。

（2）　余計なことはしない　一つに集中する視聴覚を養う

　脳は新しい刺激に敏感です。何かに集中していても、マンガが目に入った瞬間に読みたくなり、歌が聞こえれば聴きたくなり、晩ご飯の匂いがすれば食べたくなってしまいます。よく日中は全く集中できず、夜にならないと集中できない人がいます。

　本来、日中のほうが人間のエネルギーは高い状態にあるのですが、なぜ夜にならないと集中できないのでしょうか？　それは、明るい日中は脳への刺激が多すぎるからです。夜になると暗くなって視覚への刺激が減るので、その分集中しやすくなります。刺激が多すぎると集中できないのですから、部屋もきれいなほうが集中しやすいのは当然です。

　部屋全部は無理でも、まず机の上には何も置かないようにしましょう。机の上のものを撤去するだけなら５分でできるでしょう。それだけでも目に入る情報がいっきに減るので、作業に集中しやすくなります。

（3）　余計な音を耳にいれない

　視覚刺激と並んで、聴覚への刺激も集中力を妨げる大きな要因になります。アメリカでは昔から安眠のためのノイズ発生装置が非常によく売れて

います。人間の感覚は相対的なもので、同じ音でもうるさい場所では小さく聞こえます。

　しかしとなりの部屋から漏れる話し声、テレビの音、台所の食器の音などは私たちにとって意味のある音なので、脳へ刺激を与えてしまい、気が散る原因になります。自分で意識できなくても、無意識レベルで聞こえているだけで気が散る原因になってしまいます。

　気が散る原因になる音を、ノイズという「意味のない音」でかき消してあげることで、脳への余分な刺激をシャットアウトする方法もあります。これには、必要な作業に集中したり、安眠にも効果があります。

　物理的にノイズを発生させる装置が理想的ですが、日本ではなかなか手に入らず、持ち運びもできません。次善の策としては、「雨の音」「せせらぎの音」「波の音」をスピーカーやイヤフォンから流すということになります。

　私は集中に良いとされる自然音のＣＤだけでも 10 枚くらい持っています。どれも同じようなものに思えますが、試して見ると意外なほど効果が異なります。今は無料の音源もたくさんあります。

　私の場合は、仕事を静かな場所でやるよりも、適度にざわめきとＢＧＭが流れているカフェで仕事をするほうが集中しやすいと思っています。

（4）仕事を時間で区切ること──集中力を早く回復させる

　小学生の頃、夏休みの宿題を残り数日になってから慌ててやった経験は誰しもがあるでしょう。この問題は、毎年のように繰り返されています。なぜか私たちは失敗から学習できません。その理由は、私たちは**長すぎる時間を無限に続くものだと感じてしまう**からです。

　もちろん、どのくらいで「時間はいくらでもある」と感じてしまうかは人それぞれです。この期間が長い人は「時間感覚がとれないおおざっぱな人」、この期間が短い人は「計画的な人」ということになります。

　計画性のないおおざっぱでだらしない私たちが集中するためには、**時間**

を細かく区切る必要があります。家に帰って寝るまで6時間あったら、晩ご飯までは2時間、晩ご飯から入浴までは1時間、入浴から就寝までは1時間など、細かく時間を区切り、**その時間内で作業を終わらせる**ことを意識することです。頭の中で大よその計画を立てるようにしましょう。

　これは仕事に置き換えることもできます。1日の仕事にかける時間を約8時間としましょう。その時間を有効に効率的に使うには、何の仕事にどのくらいの時間を費やすかなど、時間的に区切ります。これによって1日の仕事の目標を終わらせるようにするのです。

　私の場合は、**ポモドーロ・テクニック**「25分（集中）・5分（休憩）、25分（集中）・5分（休憩）」（詳しくは後に説明）を習得し、効率を上げるスタイルを身につけ、50分という高い集中力を維持することができています。

　集中力は意志力の源泉がなければ、だんだんと切れてきます。その時は決して無理をしないことです。体調や疲労状態に合わせて自分時間を見つけることが大切です。

　私の場合は、集中と休息の間隔が短くなったと思った時は、仕事を止めるようにしています。無理に仕事をやり続けると、良い仕事や良い文章は書けなくなるのです。

（5）　ステップによって区切ることもある

　作業や仕事内容によっては時間で区切るよりも、**ステップで区切る**ほうが上手くいくこともあります。人間の脳は大きすぎる障害の壁を前にすると拒否反応を起こしてしまいます。大きな壁ほど、小さなハードルに細分化してあげないと、全くやる気が起きずスタートすることもできません。

　大きな仕事は小さな仕事に、また長期の目標は短期の目標に分解してあげることです。目安としては、少なくとも1日でできる範囲の仕事や目標に分解し、ステップで細分化しておくといいでしょう。

たとえば、１カ月でフランス語の単語を 1500 個覚えるなどの目標では誰もやる気がおきません。１カ月という長さの把握と目標の数値のイメージがわからないからです。これを「１日 50 個覚える」ことにするなど、目標を把握できる目標値に設定を変更することによって、ちょうどよいイメージに細分化できるはずです。

（6）　「静的筋力」を鍛える

筋力というと、ウェイトトレーニングや走ることなどを想像しがちですが、それだけではありません。同じ姿勢をキープする筋力を「**静的筋力**」（持続的に筋肉が働くこと）といいます。集中を保つために必要なのはこの静的筋力です。

運動の習慣がある人もない人も、静的筋力を鍛えるトレーニングをすることで、体力面から集中力を上げることができるのです。

たとえば、片足で立ち続ける、腕立ての姿勢をキープするなど、**同じ姿勢をキープするトレーニングを１日５分**でも続けてみましょう。静的筋力トレーニングが楽にできるようになれば、それだけ楽に集中できるようになっているはずです。**デスクワーク中に５分間背筋を伸ばすこと**を意識するだけでも良いと思います。

さらに、筋トレに限らず、**瞑想なども静的筋力を鍛えるトレーニング**になります。気持ちを落ち着けようと瞑想しても、なかなか思ったように気持ちが落ち着かないことも多いですが、筋トレだと割り切れば５分くらい続けることができます。結果的に気持ちも落ち着く可能性が高くなるのです。

（7）　作業興奮を利用する

感情は行動から生まれます。やる気があるから行動するのではなく、**行動するからやる気が出る**のです。科学的にも何かの作業を始めることで脳が興奮していくことが証明されています。これを「作業興奮」と言います

が、**なかなか物事に取りかかれないときは、作業興奮を意識的に利用し**ましょう。

脳科学の研究によると、15分間特定の作業を続けることで、脳内の側坐核（「そくざかく」＝前脳に存在する神経細胞の集団であり、報酬、快感、嗜癖、恐怖などに重要な役割を果たす）というモチベーションを司る部分が興奮を始めることがわかっています。

つまり**15分でも集中**することができれば、あとは作業興奮によって集中力が高まっていくので、自然と次の30分、次の1時間にも集中することができるようになります。

（8）　前日に準備する──準備をギリギリにしない

仕事の取りかかりが遅くなる原因の80％は準備不足だと言われています。逆に準備を完璧にしておけば、後回しのクセを80％は回避できるということです。**少なくとも準備だけは前日に行なうのがコツです。**

準備をすることで、脳内では勉強や作業のリハーサルが行なわれますが、準備をした後に睡眠を挟むことで、寝ている間にリハーサルされた内容が脳内で繰り返され定着していきます。

その結果、何度もリハーサルを行なった後のコンサートのように、次の日の行動全体がスムーズに進むというわけです。

あらかじめやることが決まっているのであれば、前日に完璧に準備を済ませておくことです。

あなたは上司から言われた資料作りをギリギリまでパソコンに向かって頑張る人ですか？　それとも事前に仕事の資料作成をし、内容を十分に確認してから上司に提出する人ですか？　ギリギリに提出するという人は、精度の高い資料を作成できない危険性があります。

私が仕事のプレゼン資料や講演資料をまとめる場合には、約2日前には資料作成を終わらせています。前日、あるいは当日前1時間で頭の中を整理できるようになることをおすすめします。資料を作成しながら内容を脳

に刷り込んでいく集中習慣をつけることで、仕事は効率的にできるようになるはずです。

（9）　自分習慣の儀式──場所と仕事を結びつける習慣

　人間は「習慣」の生き物です。朝起きて自然に洗顔や歯磨きができるのは、それが習慣だからです。朝起きる、歯を磨くという一連の流れが決まっているので、特に意識も努力も必要とせず自然に行なうことができます。

　集中して作業する前にコーヒーを淹れるなど、自分なりの儀式（ルーティン）を決めておくことで、「コーヒーを淹れる」次に「集中する」という流れが自然にできるようになります。

　私の場合、朝起きてボディストレッチをすることで体を起こす儀式をしますが、その場所も決めています。また朝食には100%トマトジュースやコーヒー（カフェイン）やサプリを摂取することによって、集中スイッチをオンにすることを習慣化しています。

　小説家が原稿の締め切り前に、ホテルや別荘で缶詰になって小説原稿を書く、という話を聞いたことがあるでしょう。小説を書くだけであれば、自宅でもできるはずです。それなのにわざわざ別荘まで行くのは、誘惑を断つだけでなく、場所を変えることで脳の働き方も変わるからです。

　私は本を読む環境や資料作成するカフェなど、場所と作業をできるだけ結びつけています。そうすることで、とりあえず**カフェにいくだけで自然と仕事をする気になってしまう癖**をつけています。

　前述のようにむしろ適度なざわめきやＢＧＭ（ジャズ、ポップスなど）が流れていたほうがより集中力が上がります。これも習慣化しています。

（10）　成功パターンを見つけ集中力が高まる環境を探す

　過去の体験を分析すれば、自分に最もあった集中方法のヒントを見つけることができます。

勉強する場合でも、図書館だと勉強できる人もいれば、図書館は静かすぎて勉強できないという人もいます。

　仕事をする環境をいろいろな場所で試してみましょう。仕事の効率が上がる場所を早く見つけることが、集中力を上げることに繋がります。

　場所だけでなく、トレーニング期間は1年が良いのか、3カ月が良いのか、インプットは少しずつが良いのか、まとめて全部が良いのかなど、すべて人によって異なります。

　過去の成功体験を分析して、集中しやすい条件を書き出してみることです。自分にあった集中の条件を把握してはじめて自分に合った目標の立て方、仕事の選び方がわかってきます。

（11）　目の機能を鍛える

　脳が受け取る情報の9割以上は視覚情報です。目の機能と脳の機能は密接に関係しています。たとえば、「今日の朝ご飯は何を食べましたか」と聞かれると、ほとんどの人は無意識に上を向きます。

　これは思考が視線に影響するパターンですが、逆に視線をコントロールすることで、思考をコントロールすることも可能です。

　集中力のトレーニングとして、おそらく最もポピュラーな方法が「**1点集中」というトレーニング**です。

　禅の訓練では暗闇の中でろうそくの炎を何時間も見続けるそうですが、1点を集中して見つめるのです。

　バリエーションとして、1枚の紙の上に絵柄模様を見続ける「**残像トレーニング**」もあります。

　仕事や勉強の前に1分間だけでも1点集中を心がけるだけで、簡単に集中状態に入りやすくなります。

　好きな映像の滝の流れる1つの音だけに集中するという方法もあります。滝だけに集中することによって他の雑音への意識集中が弱まります。滝の音で集中力を高めることもできます。これも視覚集中で脳機能を高める方法です。

第3章　集中力を高めるための法則　65

2　集中力を高めるポモドーロ・テクニックを使う

「ポモドーロ・テクニック」とは、イタリアの起業家で作家のフランチェスコ・シリロ氏によって考案されました。タイマーを使って短時間の集中作業と短い休憩を繰り返すことで、集中力と高い生産性を持続させる時間管理術のことです。

「ポモドーロ」とはイタリア語でトマトという意味です。この名前はシリロ氏が学生時代に愛用していたキッチンタイマーがトマト型だったことに由来しています。

（1）　集中と休息の反復で繰り返し集中力を高める

ポモドーロ・テクニックとは、25分間の集中と5分間の休憩を繰り返す時間管理術です。それによって仕事や勉強の集中力を高め、生産性を最大限に引き出そうとするものです。その効果は抜群で、うまく活用できれば生産性はかなり向上します。具体的なやり方は以下の通りです。

（2）　ポモドーロ・テクニックの手順

事前に用意するものはタイマーだけです。スマートフォンのタイマーでもキッチンタイマーでも大丈夫です。

ポモドーロ・テクニックのやり方は以下の通りです。

1）実行するタスクを決める。
2）25分間のタイマーをセットする。
3）タイマーを開始し、25分間タスクに集中して取り組む。
4）25分が経過したら5分休憩する。
5）この25分の時間を1ポモドーロと呼ぶ。

6) これを4ポモドーロ繰り返したら、30分以上の長めの休憩を取る。

　あとはこれを繰り返すだけです。非常にシンプルでわかりやすいテクニックだと思います。ただし非常に簡単な行動であるものの、集中しているとついついこのサイクルを守ることが苦になってしまうことが多く、集中力を鍛えるためには、このルールをしっかりと習慣化することが大切です。

（3）　ポモドーロ・テクニックを実践する上での注意点

　ポモドーロ・テクニックを行なっている25分間は、ひたすらタスクに集中する時間です。他の作業への脱線は厳禁です。ポモドーロ・テクニックでは「ポモドーロ」をこれ以上分割できない1つの最小単位としています。もし作業が脱線してしまったら、そこで1ポモドーロは終了・失敗です。最初に自分の中で脱線していいものと悪いものを決め、しっかり守ることが大切です。

◎**脱線してもいい例**として、「かかってきた電話に出るのはよい」「音楽を聴いてもよい」などとします。もし途中で別件が発生した場合、1ポモドーロが終わるまで用件を先延ばす「伝達、交渉、折り返し」戦略を提案しています。
◎**伝達**：相手に手が離せないことを伝えること。
◎**交渉**：後から別件に取り組むことを設定（交渉、約束）すること。
◎**折り返し**：1ポモドーロできてから、折り返し時間設定すること。

　ポモドーロ・テクニックを使えば25分に1回は休憩が訪れるので、過剰に集中しむやみに疲れてしまうことも防ぐことができるのです。適度な「息継ぎ」があるので、長く集中力を持たせることができます。また休憩中は読書や筋トレ、片付けなどに使えば、無駄なく有意義な時間を過ごすことができます。

休憩をしっかり取れたかどうかも記録しておきましょう。具体的に何ポモドーロ達成したか、自分がどれだけ集中して作業に取り組めたかが客観的にわかるようになります。

訓練によって人それぞれ1ポモドーロは変化していくため、自分のサイクルを設定することが大切です。

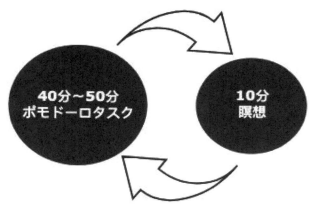

図表3-4　自分に合ったポモドーロサイクルを探す

3 脳ストレスから回復する方法

　意志力と集中力を回復させるためには、脳ストレスから回復し「活性脳」を作る必要があります。その方法を説明しましょう。

（1）「やる気脳」を促進する眠り

1）睡眠や食事で意志力を回復させる（睡眠の「ゴールデンタイム」を逃すな）

　意志力を回復させるためには、睡眠や食事に気を遣います。

2）最低7時間以上の睡眠をとる

　睡眠は、人間にとって必要不可欠な回復方法のひとつです。一般的には、**夜の22時から2時までが1番深い眠りを確保できる「ゴールデンタイム」**であると言われています。私はこの時間帯を逃さず就寝するようにしています。

3）「ショートスリーパー」について

　睡眠時間は、人それぞれのライフスタイルがあるように、寝る時間帯も睡眠時間も異なります。「ショートスリーパー」という言葉を聞いたことはないでしょうか。「ショートスリーパー」とは、短い睡眠時間で健康を保っていられる人間のことであり、短眠者ともいわれています。

　一般的には、1日の平均睡眠時間は7〜8時間程度が健康的とされますが、6時間未満でも生活できる人間がいます。ナポレオンやエジソンは4時間しか眠らなかったという説がありますが、真偽のほどは不明です。

　あるテレビ番組で、芸能人には、多くの「ショートスリーパー」が存在するらしく、さまざまな業界の人が眠りについてのインタビューを受けていました。人それぞれに睡眠時間や就寝する時間が異なるように、短時間でも十分に眠れて、体も脳も全て回復していることに驚きを覚えたことがあります。

なぜ短い時間で身体や脳、精神（ストレス）が回復できるのかというと、一般の人よりとても短い時間で深い眠りに入ることができるからでした。

つまり眠る行為に入ってすぐにリラックス状態に入るため、短い時間の睡眠で回復することがわかったのです。自分も「ショートスリーパー」になりたいと思う人は多くいますが、一般的には自分の睡眠時間を見つけて自分に合った睡眠時間を探すことが大切です。

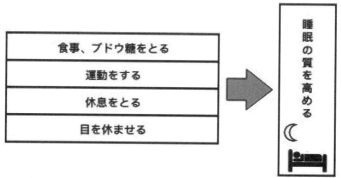

図表3-5　睡眠の質を高める方法

▼睡眠の質を高めるには

人が健康を維持するための3大要素は「栄養」「運動」「休息」と言われます。「睡眠」は「休息」を代表する誰にとっても重要な要素です。

睡眠の質を高める方法（図表3-5）は、健康を維持するための栄養、運動、休息の3大要素をとることであると言われてきました。食事から摂取する栄養、適度な運動、目や体を休ませることがより良い睡眠を促進するものとして認識されています。

ところがある調査で、「重要性を感じていながら満足できていない」ことの筆頭格が「睡眠の質」や「睡眠環境の良さへの配慮」であることがわかったのです。

よりスムーズな入眠をするには、睡眠前から常にリラックスできる環境作りをすることが大切です。

ただ目を閉じて眠るという状態ではなく、さまざまなストレスから解放

されたリラックス状態を心がけましょう。自分自身の特徴を理解し、あなた自身が一番回復する習慣を見つけてください。

（2）　小さな目標と強い動機が脳を回復させる

　何かの作業をする時、学校の試験のような時間的な制約があるほうが脳の基礎回転数を上げます。しかし、全体のボリュームが多いために時間内に終わらないこともあることでしょう。

　このような場合は、**小さな目標を定めることが重要**になってきます。要はきちんとスケジュールを立てそれを守ることです。立てたら必ず実行に移すという癖を植え付けることです。

　それでも時間内に終われず、仕方なくそのまま作業を続けたり、家に持ち帰ってしまうこともあるかもしれませんが、それを常習化させないようにすることが大切です。

▼行動予定表をつくる

　目標を立てるときは、ある程度大変だなと思える目標やスケジュールを立ててください。脳は怠け者ですので、楽なほうを求めがちになり、そこから動きが鈍くなっていくのです。

　行動予定表を作成すると、その日にやらなければならいことが明確になります。**たったこれだけのことで、向上心を促すことができ、さらにはよりよい判断力を身につけることができる**ようになるのです。

　また時間的な制約を設けることで作業効率も上がるので、予定に隣に「〇時まで」と時間を明確に記入するようにしましょう。予定通りに終われば達成感もありますし、次の予定への意欲にもつながります。またできなかった場合も何がダメだったのかを客観的に見直すことで、自分の問題点を発見することもできます。

　この予定行動を書き出すという行為がとても重要です。やらなければいけないということが視覚的に伝わり、行動しなければいけないという意識が強くなっていきます。

第3章　集中力を高めるための法則　71

第3章 まとめ

1　集中力を高める訓練をする。生活習慣を変える。
2　「ポモドーロ・テクニック」を使い、集中力を高める。
3　自分に合った「ポモドーロ・タイム」見つける。
4　小さな目標と強い動機が脳を回復させる。行動予定表をつくり、やらなければならないことを視覚化する。
5　睡眠や瞑想で脳ストレスを回復させ、活性脳をつくる。

第 4 章

ポジティブ思考で
強いメンタルをつくる

1　強い意志力と集中力とメンタル

　さまざまな誘惑や迷い行動の誘導に対していかに意志力を強く保てばいいでしょうか。誘惑や迷いに打ち勝つ意志力の維持方法を、以下に述べていきます。

メンタル(精神)と思考の関係

　「仕事や勉強で結果を出せる人と出せない人との一番の違いはメンタルの差にある」と断言できるほど、メンタル面は重要なのです。結果を出すために重要なことの一つに集中力があります。集中力を発揮するためには、第3章の内容に加えて、やる気や覚醒を司る神経と満足感や達成感を司る神経のコントロールが欠かせません（具体的には5章で説明します）。

▼フロー状態

　これらの神経群はメンタルと密接な関係にあり、集中力に関わる神経群は「フロー状態」と呼ばれる良好な状態で発揮されます。
　これは環境・他人などにとらわれない状態です。
　フロー状態をつくり出すためには**「すべての出来事に意味はない」**と考えましょう。少し理解しにくいと思いますが、たとえば、梅雨時期は雨が降り、じとじとして嫌だなと感じるかもしれません。しかしこれは梅雨という時期に対して、自分が「嫌だな」という意味を付け加えたにすぎず、あくまで梅雨自体には意味がないということです。
　ポジティブな印象も、ネガティブな印象も、**すべては意味をつけている自分次第で変わる**、と理解しておくことが重要です。

▼思考を切り替える

　人前や本番で緊張するのは「失敗してはいけない」「失敗」という未来

を勝手に予想し、勝手に恐れているからです。

そこで「失敗してはいけない」ではなく「**失敗しないに越したことはないが、失敗は起こりうることだ**」と思考を切り替えて、緊張している自分も素直に受け入れましょう。

このような思考の実践を繰り返すことで、メンタルは鍛えられます。仕事でも私生活でも、大切な瞬間に本来の力を発揮する、何事にも動じない自己メンタルをつくりましょう。

▼自分の願望をイメージすること

できるかぎり自分の願望を具体的に思い浮かべ、それを紙に絵で描いてイメージすることが大切です。絵やイメージ化することが苦手な人は、自分自身の願望を箇条書きにしてみるとよいでしょう。

例）

目標を達成する力がほしい
IT会社の社長になりたい
有名な漫画家になりたい

図表 4-1

▼思っている願望を声に出して宣言する

さらに思っている願望を現実化するためには、その願望を短い言葉で声に出し宣言することが効果的です。願望を声に出すことによって、自分が発言した言葉は脳に意識として刷り込まれるようになります。

2　メンタルを強くするためのコントロール力を養う

　あなたは、強いメンタルを維持できる人ですか？　それとも失敗すると
しばらく落ち込んでしまう人ですか？　非常にメンタルが強い人と非常に
弱い人がいるのは事実です。「仕事の失敗で心が落ち込んで何もやる気が
しない」「上司に怒られてメンタルが落ちてしまう」など、こういうこと
は日常茶飯事だと思います。

　しかしメンタルを強くしなければ、人生の目標や夢を成し遂げることは
できません。常日頃からメンタルを強くするための訓練を習慣化していく
ことが、強いメンタルを得るための原動力になるはずです。

　メンタルを強くするためには、以下の項目を理解し、「嫌なこと」「好き
ではないこと」をポジティブなことに変えてしまう「ポジティブ思考」を
身につけることが必要です。

　**メンタルコントロールとは、自分自身の心と自問自答し、弱い自分の心
や意志に打ち勝ち、マイナスイメージをすべてポジティブにしてしまうこ
となのです。**

　以下の内容を理解し、それを実行してください。

メンタルコントロール①困難を乗り越えるストーリーの映画を鑑賞する

　メンタルを強くしたいと考えている人は、「困難を乗り越える作品」を
たくさん見ることです。映画でいえば努力を積み重ねてこそ、成功に繋が
るというストーリーの『ロッキー』、最近では『アリー／スター誕生』な
ど、多くの作品が存在します。

　このようなジャンルの作品を見る癖をつけると、自然とメンタルが強く
なってきます。メンタルが弱い人はピンチに慣れていません。それならば
単純に考えて、ピンチに慣れれば良いということになりますが、現実のピ

ンチを意図的に味わうことは難しいといえます。

　そこで、困難を乗り越える作品を見ることで疑似的にピンチを体験する
のです。普段からピンチの視覚的体験をすることで、実際にピンチを味
わった時も、気持ちに余裕ができてきます。

　ストーリーの主人公になり切り、強いメンタルを習得できるように心が
けることが大切です。当初は困難な目標であったものが、思考をポジティ
ブに変えることによって、その困難を乗り越える力を持つことができる、
と思考するのです。

　落ち込むような悩みや困難な状況に遭遇しても、自分自身が頑張ること
によってその障壁は乗り越えられることを「信じる」のです。

メンタルコントロール②ネットに足元を掬われない──依存は悪である

　メンタル力（精神力）を鍛えたい人は、まずインターネットの利用をコ
ントロールしてください。

　近年では年齢問わず、ネットゲームや書き込みサイトに時間を無意味に
費やす人も多くなっています。時間を区切ってネットに時間を費やすこと
は構いませんが、だらだらと続けることは避けるべきでしょう。「1時間
でやめる」「ここまでで止める」ように、意識をコントロールすることで
す。

　メンタルが弱い人は自意識過剰なため、ネット上に書かれている情報が
自分のことのように思えてしまうことがあります。「自分と同じような悩
みだな」と、勝手に自分を当てはめてしまい落ち込んでいては強いメンタ
ルを養うことはできません。

　自分が問題を抱えている時は、ついネットに頼りがちになります。ネッ
トの中だけで問題を解決しようとすると、自分の悪口を探すことにつなが
り、精神状態の落ち込みを招きます。

　依存は一種の病気です。ネットと距離を置き、ＳＮＳや匿名掲示板にア
クセスしなければ、ほどなく元気が戻ります。何事もほどほどに、という
ことです。ネットに依存せずに自分の頭を使い、体を使って問題に対処し

ていくことが大切です。

メンタルコントロール③フィジカルを鍛えればメンタルは強くなる

　メンタル（精神力）とフィジカル（肉体的運動）には相互関係があります。メンタルを鍛えるために、フィジカル面を鍛えることも推奨される一つの方法です。

　ここで大切になるのは、単純に筋力トレーニングなどでフィジカル面を鍛えるだけでなく、勝敗や競技に関わることを経験し、メンタルを鍛えることがポイントです。勝負事で勝つには、自分に対する強さと相手を負かす強さが必要です。メンタルが弱ければ、フィジカルが強くても最高のパフォーマンスは出せないからです。少しずつでもいいので競い合い、自己新記録を達成し、相手に勝つ経験を積み重ねていくことです。次第に自分への自信がついてきます。

　メンタルが弱い人は、物事が悪くなった場合をイメージしがちですが、物事にはどんなことであっても失敗が伴います。失敗に対して過剰になる必要はなく、失敗してもいいので成功する、勝てるまで継続してみましょう。

　この経験をすることで、自然と物事に対しての悪いイメージが取り除かれていきます。今までなら弱気だったのが、平常心で取り組めるようになります。

メンタルコントロール④経験がメンタルを強くする

　いろんな人に出会い、さまざまなことを経験することは、メンタルが弱い人が精神を鍛えるためには欠かせません。仕事でも良いし趣味の場でも良いでしょう。また地域の活動やボランティアでも良いのです。さまざまな経験とともにいつのまにかメンタルは強くなっているものです。

　たとえば仕事の場合、どんな仕事でも必ず「厳しい人」「こわい人」「自分と合わない人」などがいるはずです。避けては通れない人間関係のなか

で嫌な思いをすることや、時には涙することもあるでしょう。

しかしそんな感情を経験すればするほど、自分の経験値は上がり、自然にメンタルも鍛えられているはずです。人生にはさまざまな場面があります。意志力を強くしなければならない場面で、心折れ、落ち込んでしまっていれば、新しいチャンスは生まれてきません。

メンタルが弱いということは、それだけ経験値も低いというだけのことです。どんなに繊細な人でも、経験を積めば必ず強くなれるのです。心も体と同じで免疫機能が備わっています。

時には、自己啓発の本や励ましの本を読んで、心に栄養を与えて少しずつメンタル強化への経験を積んでいきましょう。

自分は心が弱いと思っている限り、強いメンタルを習得できません。「私は強いメンタルを持っている」というイメージを常にもつことこそ、強いメンタルへの近道です。強い意志を持っていることを唱えましょう。

メンタルコントロール⑤ポジティブ発想

メンタルが強い人は嫌なできごとがあってもポジティブに捉えることができます。ポジティブに捉える癖をつけてください。

たとえば、暑い日は普通に考えれば辛かったり、しんどい気持ちばかりですが、ポジティブに捉えていれば、良いところに目を向けて、今日は「いつもよりビールがおいしいだろう」、「温泉にいったらいつもより気持ちがよいだろう」といった楽しいことが先に頭をよぎるようになります。

しかし、メンタルの弱い人は、基本的に「マイナス思考」です。何でも悪い方へ考えてしまいがちで、不安を言い訳に自分の中にこもってしまい、外の世界の刺激に耐えられなくなってしまいます。

本当は、心の中に強いメンタルを持っているはずなのに、辛いとか不安が沸き上がると、誰かにすがりたくなる、あるいは弱い自分、心を弱くするもう1人の自分があらわれます。

そのもう1人の自分に勝つためには、考え方をプラス思考にシフトする必要があります。とはいってもいきなりポジティブになることは難しいと

思いますのでちょっとしたコツを紹介します。

▼ちょっとしたコツ

まずどんな些細なことでもいいので、自分が持っているもの、自分の目の前に存在しているものに対して、**「感謝すること」から始めてみること**です。そうすると「ないもの」に対して嘆くことが減り、「あるもの」に対するプラスの感情が芽生えてきます。

これこそがプラス思考への第一歩なのです。マイナス思考から抜け出せない人は、まずは「感謝」から始めてみることです。

さらに気持ちが落ち込んだ瞬間に、即そのイメージをプラス思考に変えることが大切になります。辛いとか、ダメだなというイメージが心に浮かんだ瞬間に思考を変えることが重要です。もう1人の弱い自分に対しては、常に「私は強いメンタルを持っている」と言い続けることです。

メンタルコントロール⑥声を大きく胸を張り背筋を伸ばす

声を大きくすること、胸を張ること、背筋を伸ばすことを毎日習慣のように行なってみましょう。外見を堂々とさせることで周囲の目が変わります。どんなに自信があるように見える人でも、実は内心はいつでもハラハラしているものです。

たとえ形だけでも自信があるように見せることで、人間が習慣をつくり、その後は習慣が人をつくるということわざの通り、次第に自信のある人になっていくものです。

ファッションショーのモデルは、最初は華麗に歩くことができません。高いヒールを履くこともできないモデルが、ランウェイを華麗に歩けるようになるのは、形を真似るという歩く訓練を、日々繰り返しているからです。

また多く人の前で話すのは、非常に緊張することです。最初は気持ちが上がってしまい、流暢に言葉を話すこともできません。しかし、人の前で大きな声で、胸を張り、話すというトレーニングを繰り返すことによって、

いつの間にか自然に話せるようになるのです。

　誰もみんな自身のメンタルに不安を抱えています。しかしそう見せないように工夫しているうちに、小さいことは気にならなくなります。まずは、毎日の習慣として、**朝起きたら「大きな声を出す」「背筋を伸ばす」**ことから始めましょう。もちろん朝だけでなくともかまいません。

　その習慣を続けることで自然と自信のある自分になり、メンタルが鍛えられるはずです。あまり大声をだせない部屋の場合は、トイレやときにはカラオケボックスなどで試してみましょう。

　声を出すという習慣をつけることが大切です。少し古いが手の平に人という字を書いて飲み込む行為があります。これも自分自身に自信をつける儀式なのです。

メンタルコントロール⑦自分を棚卸してみる──新しい自分を発見する

　メンタルが弱い人ができる簡単な改善方法です。

　まず自分を棚卸してみましょう。どんなふうに見られているか、他人からの評価が気になりやすいのですが、まず自分を映し出すことが大切です。

　棚卸をする時に、「もしかしたら自分は何もできない」と思うかもしれませんが、そんなことはありません。人が難しいと思うことをあなたはいとも簡単にできてしまって、それが実は小さな成功だとは気づかずに過ごしてきたことがあるはずです。そして、できない壁にぶち当たった時、失敗という言葉だけが残ってしまった。あなたは器用貧乏なのかもしれません。

　それは、他人から見れば、気にすることではないことかもしれません。あなたはそのことに気づいていないだけであり、本当は新しいことができる自分がいるはずです。しかしそのことにあなたは気づいていないのです。

　幼いころ楽しかったこと、夢中になったこと何でもいいのです。考えてみてください。

　椅子に座っているときは意外と出てきません。歩いているときなど日常生活でふと思いつくことが多いものです。何かを思いついたらすぐメモに

取りましょう。自分ってこんなことに興味があるのだと思えば嬉しくなります。忘れないうちに書き留める習慣をつけることです。

その気づきがやがて強みに変わります。ゆっくりと時間をかけて自分を棚卸して、ひとつでいいので、「好きだった」ことや「好きである」といえるものを見出しましょう。

それがやがてあなたの弱ったメンタルを支える柱となっていくのです。

新しい自分を発見することによってあなた自身を変えることができるようになるのです。

メンタルコントロール⑧嫌いな自分を捨てる

嫌いな自分の性格を捨てるのです（図4-2）。誰しも自分の性格のダメなところや弱いところは意外と知っているようで知らないものです。他人や知人から言われて「はっ！」と気づくことも多々あります。しかし自分の性格の弱いところや嫌なところは、「棚卸」の手法を使って自分自身で意識して変えることができるのです。

自分の嫌なところを紙面に書き出して意識的にその内容をゴミ箱に捨

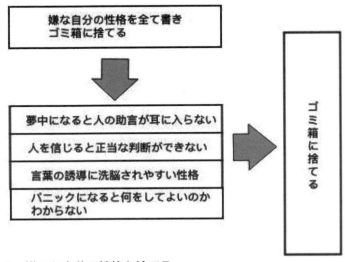

図表 4-2　嫌いな自分の性格を捨てる

てしまいましょう。こうすれば嫌な自分と決別することができるのです。
　悪い意識をゴミ箱に捨てることによって自分は変わることができる、という意識を持ちましょう。
　自分自身を定期的に棚卸する効果はこんなところにもあります。

メンタルコントロール⑨気分転換で集中力──回復・ポジティブ思考を習慣化させる

　どうしても自分に合った生活リズムを作ることが難しい場合には、**なにも考えない時間を確保する**ことも良い方法です。
　たとえば、会社のお昼休憩は1人で昼食を摂るようにするだけでも考えない時間につながります。家族と一緒に住んでいる場合、会社の帰りは少し遠回りをしたりして、なぜか落ち着く場所を見つけたりして考えない時間をつくります。
　私は、疲れてきたら目を閉じて軽く目を両手の手のひらで押します。目を押しながら深呼吸を5回ゆっくりとします（約3分）。
　誰かといるときは、トイレなどに入って軽く瞑想することもひとつの方法でしょう。
　また短い休息をとる方法もあります。たとえば、コーヒータイムや瞑想などです。こうした回復の方法を習慣化することが大切です。

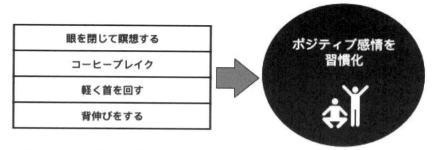

図表 4-3　軽い休息で集中力を回復する

　どうしても誰かと一緒にいると、何かしら考えてしまい気が張ってしまいます。考えない時間を確保することは、ひとりの時間を確保すると言い

換えてもいいでしょう。そうすることで、気持ちに余裕が出てきて、前述した通りポジティブな思考の習慣が少しずつ身についてきます。

メンタルを鍛えることは、心のバランス感覚を養うことだと思います。

ネガティブな感情も、ポジティブな感情も、どちらも生きていく上で大切なものです。心に余裕、余白を持たせてあげて、そこにポジティブな感情を少しずつ入れていってあげましょう。少しずつでもこのような習慣を続けていけば、いつかふと自分自身が明るくなっていることに気づきます。大事なことは焦らずゆっくりと少しずつ続けることです。

メンタルコントロール⑩ 小さな目標を作り達成する自信をつける

メンタルが弱い人は、「どうせ自分なんてできない」と自分をついつい卑下してしまいます。日常的に小さな目標を少しずつ達成して「自分はできる」という自信をつけていきましょう。

本当にできる小さな目標からで構いません。「朝6時に起きる」、「今日はこの本を読む」「瞑想して心を落ち着かせる」など、そういったことの積み重ねで自分に自信がつきます。そうすることによって精神的にも強くなっていきます。

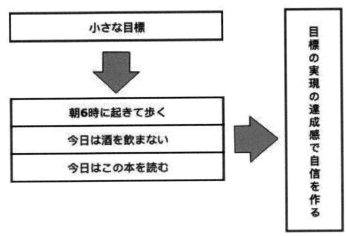

図表4-4　達成感の積み重ねで自信をつける

精神的に弱いとされている人は、真面目で一生懸命な人が多いと思います。そういった人は高い目標を立ててしまって、達成できず心が折れてしまうことがあります。

決してあなただけができない人ではないのです。まずは小さな目標を1つ、2つというように計画を立てること、少し慣れたら5つ、というように達成する数を増やしていきます。

メンタルを強化するのはなかなか大変なことです。すぐに結果が出るわけでもありません。しかし上述した方法を毎日少しずつ続けていくことで、次第に気持ちの変化が実感できるはずです。

「継続は力なり」という言葉があるように、個々の成果は微々たるものであっても、地道に成果を積み重ねていけば、いずれは目標を達成できます。目標を達成し、自信をつけることが重要です。

メンタルコントロール⑪自分の生活リズムをつくる・ポジティブ思考をする

メンタルが弱い人がそれを鍛えるために必要なのは、自分に合った生活リズムを獲得することです。いわゆる「規則正しい生活リズム」というよりは、**自分が一番心安らかに快適に過ごせる生活リズム**ということです。

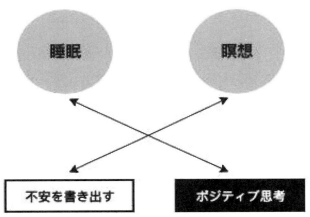

図表 4-5　自分の生活リズムでポジティブ思考になる

たとえば、朝は起きるのは苦手だけれど、夜になれば目も冴えてやる気が出てくるという性質の人は、お昼頃起き出して、ご飯を食べたり、雑事をこなしゆっくりと午後を過ごし、夜になったころ一番やるべき仕事をやり始め、朝方に眠りにつきます（良い睡眠を得るためにはおすすめできない生活リズムです）。

　まだ空が明るくなり始める前の早朝が得意だという方は、早朝３時ごろに起きて一番にやるべき仕事をこなしてしまい、あとはゆっくり眠くなる時間までゆっくり過ごすなど、自分の身体の正直なリズムに従って過ごします。そうすることで体や心が不快に感じることが最小限に抑えられるため、メンタルも安定し徐々に余裕が生まれてきます。

　余裕があることで、今まではネガティブな感情が大半を占めていた心に、ポジティブな感情が入るようになります。そして少しずつポジティブな思考の習慣も身についていくのです。

メンタルコントロール⑫失敗はメンタル強化の最大のチャンスと捉えること

　失敗は誰にとっても辛いもの。「落ち込むな」というのは難しいかもしれません。しかし人生とは、「喜び」と「落ち込み」の繰り返しです。

　失敗したときは、むしろメンタルを強化できるチャンスが来たのだなと捉え、この**失敗に感謝**してしまいましょう。失敗によって失うものがあるかもしれませんが、努力と経験は残るのです。むしろ長い目で見れば得るもののほうが多いのです。

　私はコンサルタントとして独立するまで数々の職を転々としてきました。私の思いや期待に反して良い結果が出ない辛酸を舐めるような思いも多々してきました。そこで落ち込み、嫌気がさしてしまえば、自分の目標や願いは達成することができなくなってしまいます。

　このような時には常に、「すべての経験は、必ずこれからの人生の財産になる」と心に念じるようにしてきました。良いことも悪い結果もすべて、経験という実践勉強であると思うことです。これはまさに失敗や嫌なことをポジティブ思考に変えることにつながります。

3　ポジティブシンキング（肯定思考）を習得する

（1）　ポジティブシンキングとは何か

　ポジティブシンキングとは、常にものごとやできごとを前向きにとらえる考え方のことです（肯定思考）。ポジティブシンキングの反対の言葉としては、マイナス、ネガティブ思考という言葉がありますが、ここでは考えなくていいでしょう。

　ポジティブシンキングは、人の考え方について使われる言葉です。「あの人はいつもポジティブシンキングである」というように、誰かのことを表現するときに使われる言葉です。

　以下にポジティブシンキングを身につける方法を説明します。

　あなたはこの本を読んでいて、実は頭の片隅に「マイナス思考」や「心配、悩み」を抱えていませんか。

　以下を読む前に頭の中をゼロにしてください。ゆっくりと深呼吸し心を落ち着けることです。では、ゆっくりと読んでいきましょう。

1)　**人は弱い存在です。失敗すると気分的に落ち込む人もいれば、なにくそともっと頑張る人もいます。**

　常に物事を肯定的に考えるには、悩みを抱えたらその内容を分析し、解決方法や進むべき方向などを、自分決定する肯定的気持ちを持つことです。

2)　**結論は、何事も肯定的に考える「ポジティブシンキング」にすることが大切です。**

3）ポジティブシンキングを身につけるためには、折れない心を持ち、自分の能力を信じることです。過ぎた過去のことに悩む時間をなくし、前向きに考える習慣を繰り返すことです。

| 常に頑張るという言葉を自分にかけること |
| 何事も肯定的に考えること |
| 折れない心を持ち自分の能力を信じること |

図表4-6　常にものごとを前向きにとらえる考え方

　いくら悩んでも時間は元に戻りません。同じ悩みならば、過ぎたことを悩むのではなく、これから自分がつくっていける希望に満ちた未来のこと、成功した時の自分はどうあるべきかを考えるようにしましょう。

　ついつい失敗を経験すると、失敗を悔いることが多いものです。いつまで悔いていても成功を勝ち取ることはできません。

　すべて肯定的に考えることです。なぜ失敗したのかではなく、次から失敗しないためにはどうしたらいいか、この失敗を挽回するためにできること、この失敗を経験に次に成功するためにはどのようなことがあるかなど、「プラス思考」することです。

（2）　変化を怖がらないこと

　メンタルが弱い人は、**自分が変わる**ことが怖い人です。自分が変わることで周りが変わる（変わったように見える）ことが怖いのです。

　でも自分自身が変わろうとしなければ、いつまでたっても今のままです。メンタルの「筋トレ」では、現状維持ではなく、少しでも変化するほうを選択していくようにしましょう。

　人の前に出ると上がってしまいうまく言葉を話すことができない、相手の目を見て話すことができないなどの苦手意識を持っている人は多くいます。

　これは、経験したことがないことに自信を持てないという不安からくる

ものであり、ひとたび経験してしまえば、どのように対応すればよいのかを理解できるようになります。

私のコンサルタントとしての講演のデビューは、２００人の前で話すことでした。セミナーを依頼され断れない自分に勇気を与えたのは、自分自身がコンサルタントであるということを、自分自身に鼓舞することでした。

講演を前にして、口にはツバもなくなるし、どきどきしているのが自分自身でわかるくらいに気持ちが舞い上がっていたことを覚えています。でもその瞬間に、自分自身を変えたと思いました。

終わってしまえば、大きな拍手をいただき、その後の講演やセミナーでは、少しも上がることのない人間に変わっていました。何事も始まりがあるものであり、経験していないことは誰しも怖いものです。経験を積み重ねれば、怖いものはなくなっていきます。とにかくポジティブな発想を忘れずに、自分自身を信じることです。

（3）感情的にならないこと──心を冷静にプラス思考に戻す

メンタルの「筋トレ」を阻む最大の原因が感情的になることです。感情が動くのは当り前ですが、特に「怒り」には要注意です。メンタルの強い人は常に気持ちが平穏です。平静でいられるように訓練しているのかもしれません。

特にスポーツの世界では、顔や仕草で相手にその動揺が見えてしまいます。これでは負けてしまいます。どんな時も平静でいられるように訓練しているはずです。

▼怒りをコントロールするには

人間には喜怒哀楽がありますが、特に怒りはすぐに冷静さを失う人に多い表現症状です。なぜつい感情的になって攻撃的になってしまうかというと、意外に直面していることに怒りを覚えていないことが多いといわれています。心に溜まったさまざまな怒りが、心の狭いスペースに抑え込まれていて、「怒りの風船」にピンを立てたように、パンッと心の平静が乱れ、

爆発してしまうことがあるようなのです。

　怒りとは、目の前の事実に執着して満たされない感情が揺り動かされ、感じたくない自分に直面すると感情が心にあふれてしまう原理だといわれています。

　怒りを覚える人が悪い、といっているのではありません。ただ怒りを爆発させる前に一呼吸することで、その爆発しそうな感情を平静に戻すスイッチになるのです。

　さまざまな場面で怒りが込み上げてきたなら、まず、**なぜ自分は怒っているのか、その原因を冷静に判断して、心を冷静に戻す**ことが大切です。

4 自制心(セルフコントロール)を鍛える方法

（1） 自分を制御する強い意志を持つ

　自制心とは文字どおり「自分を制する心」のことで、感情や欲望を抑える気持ちのことを言います。またセルフコントロールとも言います。

　意志力と少し似ていますが、本書では「意志力」とは目標を成し遂げるための意志＝心の動きであり、「自制心」とは直面した誘惑や要望に対して自分の意志を即座に決定する心のことをいいます。

　ここでは、**自制心が強い人の特徴**と、**セルフコントロールはどのように鍛えればいいのか、その訓練方法**について説明しましょう。

　簡単にいえば、「自制心」を鍛えるということは、自分自身をコントロールすることです。つまり、欲望や誘惑に反して自己をコントロールすることです。第2章でも説明したように、自制心とは、もうひとりの自分が行動や欲望や誘惑に「まった」をかけることです。

　でもこれは、まさに「言うは易（やす）く行（おこなう）は難（かたし）」という諺そのものです。それだけ人間の自制心ほど曖昧なものはないということですが、自制心があるということは、自分自身を自由自在に制御できるということなのです。

　自制心が最初から強い人は多くありません。そういう人は自制心を強くするための意志トレーニングを行なっていることが多いのです。

（2） 自制心のある人の特徴

　では、自制心のある人の7つの特徴を説明しましょう（図表4-7）。これは、自制心を鍛える方法につながっていきます。

1	2	3	4	5	6	7
健康であること	お酒の量を調整すること	欲しい物を我慢できること	二度寝しないこと	ダイエットに成功すること	イライラすることが少ない	寝坊しないこと

図表 4-7　自制心のある人の特徴

▼①健康である

どんな人も生きていくためには、体の健康を第一に考えるでしょう。自制心が強い人は、元気いっぱいな人が多いのです。つまり自己コントロールできるので、いくら誘われても暴飲暴食や睡眠不足などを避けることができるのです。

また常に健康を維持するためには、自己管理をすることが必要不可欠になります。そのためには、衣食住の環境や習慣をきちんと整えなければなりません。これができているので元気になるのです。

近年の傾向として健康志向の高まりもあり、健康意識は強くなってきていますが、外面的な健康ではなく、内面的にも健康であることが大切です。

朝、昼、夜に食事をとり、適度な運動をして、常に体が活性化しストレスを溜め込まないようにすることです。

▼②お酒の量を調整できる

自制心の強い人は、お酒を飲んでも決して呑まれることはありません。

酒に呑まれない人は、イメージアップにも繋がります。どのくらいの酒を飲めば、自制心の制御ができなくなるかを十分に理解しておくことです。

▼③欲しいものを我慢できる

自制心が強い人は、いくらその時に欲しいものがあっても、その気持ちを一回持ち帰ることができます。つまり、冷静な自分に戻ることができます。

スーパーに行き、値引きシールが貼ってある食品をカゴにたくさん入れてしまい、後で食べきれないということもあります。自制心が強い人は、目的がはっきりしていない衝動買いはしないものです。

▼④二度寝しない

自制心が強い人は、目覚めが良いはずです。その瞬間にスイッチがオンになります。一度目覚ましを止めてから「あと15分」なんてことがなく、パッと起き上がることができます。睡眠時間が足りてなくても、前日お酒を飲んでも、日々の習慣を維持します。

▼⑤ダイエットに成功している

自制心の強い人は、腹八分目で止めることができます。カロリーを気にせず油っこい食べ物や味付けの濃い食べ物を食べたり、お菓子やデザートなどの間食を頻繁にとることもありません。

▼⑥イライラすることが少ない

自制心の強い人は、怒りを前にだしません。自分の思いどおりにならない時に物にあたってしまうことや、車を運転している時に道が少し混んでいると車線変更を繰り返すなどイライラすることはないのです。

仮に怒りが爆発したとしても、その5分後にはすっかり機嫌は直り、長引くことはありません。

▼⑦寝坊しない

　自制心が強い人は、きちんと目覚めます。やるべきでないことは就寝時間を削ってまでしてしまうことがないからです。

（3）　どうすれば自己コントロールできるか

　他人の言動に「イライラ」したり、遅れた電車にイライラすることは多々あるでしょう。また会議でイライラすることも。しかし、自分以外のことにエネルギーを使えば使うだけ心がすり減ってしまいます。

　自分がコントロールできるのは、自分の思考と言動だけです。**何事についても平静でいる思考を養う**ことが大切です。

　メンタルの「筋トレ」では常に自分の思考と言動に焦点を合わせましょう。

　以下に心の「筋トレ」の具体的な項目を挙げます。

①過ぎた過去のことに悩む時間をなくすこと
②失敗はメンタル強化の最大のチャンスと捉える
③変化することを怖がらないこと
④感情的にならないこと
⑤自身の思考と言動だけが自分がコントロールできる

　失敗したこと、勝負に負けたことをいくら悩んでも時間は元に戻りません。悩むなら過ぎたことを悩むのではなく、これから自分がつくっていける希望ある未来のことを考えるようにしましょう。

　なぜ失敗したのだろうではなく、次から失敗しないためにはどうしたらいいか、この失敗を挽回するためにできることは何かなどを考えることです。

　身体に筋力をつけるのと同じように、メンタルに筋力をつけるには「筋

トレ」が必要です。

　スポーツ選手を思い浮かべてください。試合で結果を出すために、毎日自主トレを欠かさず行なっている様子が浮かぶと思います。身体に筋力をつけるのと同じく、メンタルに筋力をつけるにはメンタルの「筋トレ」が必要になるということです。

　上記の①から⑤までの内容を常に意識してメンタル力を養ってください。①から⑤の行動や言動を常に意識して、困難な場面にぶつかったときには、すぐにこの言葉を思いだすように訓練することです。訓練をすればするほどメンタルは強くなります。日々のメンタルトレーニングを怠らないようにしてください。

第４章 まとめ

１　意志力と集中力で「脳行動」をコントロールする。
２　自分の願望を文章にしたり、その文章をカタチにしてみる。
３　メンタルコントロールによって、マイナスイメージをポジティブに転換する。
４　ポジティブシンキングを習慣化する。
５　自制心（セルフコントロール）を鍛える方法を身につける。

第5章
脳の仕組みと脳トレーニング

1 脳トレーニングで「成功脳」をつくる

（1） メンタルトレーニングと脳トレを合体する

「脳トレーニング」という言葉を聞いたことはありますか？ 「あまり聞いたことがないよ」という人に説明しましょう。知っている人でも確認の意味で読んでください。

　脳（ブレイン）トレーニングとは、これまでの科学的な精神と筋力のトレーニングを一歩進めたトレーニング手法です。脳そのものをトレーニングすることによって、さまざまなスポーツ、会社経営、芸術など「目標を成し遂げる力」に応用できる能力開発方法です。

　人間は脳にインプットされた「条件づけ」に従って行動しています。そうした脳に条件づけすることによって「成功する脳」「仕事する脳」「自己実現できる脳」をつくるのが、ブレイントレーニングと呼ばれる方法なのです。

　最近ではトップアスリートの個人指導を始め、選手・チームのメンタル面の強化、指導者対象の「メンタルマネージメント」という言葉が知られるようになってきました。

　数多くのアスリートの初優勝の大金星の裏には、「脳（ブレイン）トレーニング」があり、テレビや新聞等で数多くとりあげられるようになっています。

　また、高校ではスポーツに限らず、吹奏楽、簿記、百人一首かるた等でも全国優勝を果たすなど、スポーツ以外のチーム競技の分野でも高い成果をあげているようです。

　このようにアスリートの業界では、脳とメンタルトレーニングを結合することによって大きな成果を上げています。一方、仕事の世界はどうで

しょうか。基本的な考え方は同じです。具体的な目標達成への詳細アプローチは異なると思います。スポーツで使う脳とメンタルトレーニングは、短いスパンの指導（個人の努力の積み重ね）で結果を出せるのに対して、仕事（さまざまな分野）の場合はもっと長期的にみていく必要があります。

　ここでは、「脳」＋メンタルトレーニングを「脳トレ」と呼びます。

　脳とメンタルを鍛えていくには、脳そのものの機能や仕組みの大枠を理解しておくことが必要です。しかしここでは、脳科学を深く理解するのではなく（非常に複雑であるため）、あくまでも一般的な仕組みの説明に留めておきます。

（2）　脳には種類がある──エニアグラム

▼エニアグラムとは何か

　エニアグラムとは、1950年代、米国スタンフォード大学の医学者、心理学者らによって研究、理論化され、多くの企業が採用している性格診断の手法です。

　脳には、人それぞれ異なるタイプがあることがわかってきました。スポーツに向いている脳、芸術に向いている脳、事業家に向いている脳などです。エニアグラムは、こうした脳のタイプを9つに分類しています。「エニアグラム」という言葉は、ギリシャ語で「9」の意味を持つ「エネア」と「図」の意味を持つ「グラム」の合成語で、「9つの点を持った図」を意味します。

　エニアグラムは、個人の特性・性格を9つのタイプに分類します。ここではそれにそって説明しましょう。

▼エニアグラムが分類する9つの脳タイプ

①**完璧脳**：責任感が強い完全主義者
②**愛情脳**：人に与えること、人の役に立ちたい人

③**達成脳**：自信にあふれゴールをめざして突き進む人

④**芸術脳**：ドラマチックな感動を求める理想主義者

⑤**研究脳**：知的で客観的な人

⑥**堅実脳**：努力家で人から信頼される人

⑦**楽天脳**：元気一杯の永遠の楽観主義者

⑧**統率脳**：エネルギッシュなお山の大将

⑨**調停脳**：世話好きで争いごとを好まない人

エニアグラムでは、ひとりの人間はこの９つのどれか、もしくは複数の性格を持つと考えられています。

▼９つの性格と脳内神経伝達物質

さて、そうした**性格の特性**は、「セロトニン」「ドーパミン」「ノルアドレナリン」という３つの脳内神経伝達物質の活動の高低に相関関係があると言われています。

脳内神経伝達物質の活動の高低によって、本能、思考、感情について、脳のタイプが異なってくるのです。

●**セロトニン**

高は肯定的な見解のグループ（②⑦⑨）

中は協力的なグループ（①③⑤）

低は反動的なグループ（④⑥⑧）

●**ドーパミン**

高は断定的なグループ（③⑦⑧）

中は従順なグループ（①②⑥）

低は受動的なグループ（④⑤⑨）

●**ノルアドレナリン**

高は思考や本能のグループ（⑤⑥⑦）

中は心、フィーリングのグループ（②③④）

低は感情のグループ（⑧⑨①）

　セロトニンの高中低、ドーパミンの高中低、ノルアドレナリンの高中低で、脳のタイプが変化することがわかります。

(3) 脳の構造と働きを知る

▼脳の情報処理の仕組み(脳の構造の概略)

　脊椎動物(せきついどうぶつ)の脳は、大脳、小脳、脳幹で基本構成され、役割を分担しながら複雑にリンクしあっています。以下に脳の大枠の構造と各機能を簡単に説明しておきましょう。

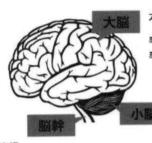

図表5-1　脳は大脳・小脳・脳幹の3つの部分の集合体

①脳幹
　中枢神経系の間脳、中脳、橋、延髄や左右の大脳半球をつなぐ脳梁などから構成されます。呼吸や心臓の拍動など生命の維持や本能を司る、別名「生命脳」。

②小脳
　主な働きである平衡感覚や筋肉運動の制御以外に、知覚情報の統合や情動の制御も担います。

③大脳
　図表(5-1)の大脳皮質の内側は白質と呼ばれ、大脳皮質の神経と他の神経をつないでいます。脳の総重量の7～8割を占め、知覚、随意運動、思考、推理、記憶などを司り、人間が生きていくうえで必要な高次機能の

司令塔です。

▼大脳の構成と情報伝達の仕組み

　外部からの脳への情報は、聴覚、視覚、臭覚、知覚、味覚の５覚、中でも視覚と聴覚を通して持ち込まれます。その情報の最初の受け皿が、脳表面に広がる「**大脳皮質神経細胞**」というところです。

　外から取り込まれた情報は、「大脳皮質神経細胞」のそれぞれの機能中枢（図表５−２）で、情報として認識して認知された後、脳の前方に位置する「前頭前野」にダイレクトに送られるものと、脳の奥深くに位置する「Ａ10神経群」を通過してから「前頭前野」に送られるものがあります。「**前頭前野**」は、物事を理解し、判断する役目をもった場所です。「これは記憶しておく情報か」など、すでに記憶として保存してある情報と照らしあわせる機能をもち、理解力、判断力、記憶力につながる働きを担っています。

　この前頭前野に至る情報ルートのうち、**集中力と関係してくるのが「Ａ10神経群」を通過するルート**です。この部分は奥深く思考するなど、新たなものを創造するといった複雑な働きを生み出しています。

　「**自己報酬神経群**」は、情報が、その名前のとおり自分への「ごほうび」が与えられるかどうかによって働き方が変わります（「**線条体**」、「**基底核**」、

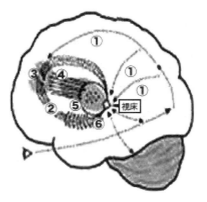

① 大脳皮質神経細胞
② Ａ１０神経群
③ 前頭前野
④ 自己報酬神経群
⑤ 線条体、基底核、視床
⑥ 海馬回

図表 5-2

「視床」を含む)。

さらに「海馬」「大脳辺縁系」が連携して機能することで、「思考」という高度な働きや「気持ち」「心」「信念」と呼ばれているものを生み出しています。

脳の集中力を高めるポイントとして、脳の構造と働きの一部を簡単に述べてみました。脳トレーニングは、脳の機能や特徴を応用して脳をコントロールできる習慣を養うことです。

「成功脳」を作る脳機能について、もう少し説明しておきましょう。

（4） 脳の構成

大脳皮質神経細胞

「大脳皮質神経細胞」は、知覚、随意運動、思考、推理、記憶など脳の高次機能を司っています。神経細胞は規則正しい層構造をなして整然と並んでいて、両生類から見られる古皮質、哺乳類で出現する新皮質があります。「大脳基底核」と呼ばれる灰白質の周りを覆っています。

大脳基底核

大脳の中心部、大脳皮質の底部には、神経細胞の塊である「大脳基底核」があります。大脳の深い所にあるのにもかかわらず「大脳基底核」は灰白質です。

ここには、言語中枢、視覚中枢、知覚中枢、運動中枢、空間認知中枢などの機能中枢があります。

大脳辺縁系

大脳の奥深くに存在する尾状核、被殻からなり、「大脳基底核」の外側を取り巻くようにあります。大脳皮質と視床、脳幹を結びつけている神経核の集まりです。ここは大脳の中でもっとも古く「旧皮質」や「旧哺乳類脳」とも呼ばれます。

第5章　脳の仕組みと脳トレーニング　105

　情動の表出（形状からイメージすること）、意欲、記憶、自律神経活動に関与している複数の構造物の総称であり、生命維持や本能行動、情動行動に関与しています。

海馬

「海馬」は「大脳辺縁系」の一部です。特徴的な層構造を持ち、脳の記憶や空間学習能力に関わる器官です。

「Ａ10神経群」が活性化すると、βエンドルフィン（＝脳内ホルモンのひとつ）が分泌され、海馬における長期記憶が増強されます。

　心理的ストレスを長期間受け続けると、海馬の神経細胞が破壊され、海馬が萎縮することがわかっています。心的外傷後ストレス障害（ＰＴＳＤ）やうつ病の患者にはその萎縮が確認されています。

Ａ10神経群

　目や耳から入ってきた（五感）情報は、視覚や聴覚をつかさどる「大脳皮質神経細胞」の感覚中枢に入り、そこから「Ａ10神経群」と呼ばれる部位に送られます。

「Ａ10神経群」には、「危機感や感動」「好き・嫌い」「面白そう・つまらなさそう」などの感情をつかさどる神経核が集まっていて、入ってきた情報にこうした「感情のレッテル」を貼り付ける重要な役割を担っています。

扁桃核（体）

　ヒトを含む高等脊椎動物の側頭葉内側の奥に存在しているアーモンド形の神経細胞の集まりです。情動反応の処理と記憶において主要な役割を持つことが示されており、「大脳辺縁系」の一部であると考えられています。扁桃体ともいいます。

側坐核

「側坐核」は前脳に存在する神経細胞の集団で、大脳半球の両側に１つずつ存在し、「尾状核頭」と「被殻前部」が「透明中隔」の外側で接する場

所に位置しています。

　報酬、快感、嗜癖、恐怖などに重要な役割を果たすと考えられています。

自己報酬神経群

「自分でやりたい」という本能を生み出す部位です。自分のやりたいことを成し遂げると、それが脳にとってのご褒美になるように働く神経群です。

前頭連合野

「前頭連合野」は、行動計画に必要な情報を「側頭連合野」や「頭頂連合野」から受け取り、複雑な行動計画を組み立て、実行する判断を行ないます。眼球運動の制御もこの領域で行なわれます。

視床

　脳の構造のうち、間脳の一部を占める部位です。嗅覚を除き、視覚、聴覚、体性感覚などの感覚入力を大脳新皮質へ中継する役割を担っています。

（5）　ポジティブ思考は「できる脳」をつくる原動力

　もう一度「Ａ 10 神経群」を通過してくる情報の処理について説明しておきましょう。図表（5−2）①「**大脳皮質神経細胞**」で認識された情報は、②「**Ａ 10 神経群**」に到達します。

　ここには危機意識を生み出す「**扁桃核**」、好き嫌いを感じる「**側坐核**」感動や興味を覚える「**尾状核**」などがあります。「**Ａ 10 神経群**」の大き**な役割は、情報にポジティブ／ネガティブのレッテルを貼ることです。**

　目、耳、鼻から入った情報は、「好きである」「興味がある」「楽しそう」というポジティブなレッテルと「いやである」「嫌いである」「面白くない」「つまらない」などのネガティブなレッテルが貼られます。

　このポジティブ／ネガティブのレッテルが貼られた情報は、「前頭前野」に届き、その必要性や重要性が判断されていきます。ネガティブな情報は「忘れても構わない」と判断され、作業記憶と呼ばれる一時預かりのような状態を経たのち約3、4日で消去されます。

　ポジティブな「好きである」「興味がある」「楽しそう」と判断された情報は、忘れてはいけない必要情報であると「前頭前野」で認識され、次に「**自己報酬神経群**」に届けられます。

　「自己報酬神経群」はドーパミン神経群の一部で、快感によって機能する特徴があります（その名前のとおり、自分への「ごほうび」が与えられるかどうかによって働き方が変わります）。

　ポジティブなレッテルを貼られた情報は、「自己報酬神経群」に向かっていく際の「通路」といえる部分を刺激し、「やる気」「意欲」を喚起し、「達成した」という気持ちも生み出します。

　このように脳の中でポジティブ要素を高めていくこと、つまり「自己報酬神経群」の働きを高めていくことは、「思考力、理解力、記憶力、判断力、洞察力、集中力」などの重要な能力を高めていくことにつながるのです。

（6）　脳内麻薬物質が「できる脳」をつくる

　脳を活性化するには、脳内麻薬と呼ばれる神経伝達物質が欠かせません。脳の中には神経伝達物質である脳内ホルモン（ドーパミン、ノルアドレナリン、セロトニン）などがあり、快感や快楽になる強い力を出したり、感情の源になっています。「脳内麻薬」とも呼ばれています。

　代表的な「脳内麻薬」には次のようなものがあります。

●βエンドルフィン

　モルヒネの数倍の鎮痛効果をもち、気分を高揚させたり、多幸感をもたらしたりします。

●エンケファリン

　痛覚などに働いて麻酔、鎮痛作用をもたらします。

●ドーパミン

　快感系神経のスイッチを入れて快感を倍増させます。別名「快楽ホルモン」。

●ノルアドレナリン

　恐怖や驚きの感情に作用し、抹消血管を収縮させて血圧を上昇させます。ストレスを軽減して意欲を生み出します。

●セロトニン

　落ち着きや安定感をもたらす、別名「幸福ホルモン」。不足すると不眠症やうつ病の原因にもなります。

　これらの物質は脳を活性化するためには欠かせないものです。脳トレーニングによって、「気分を高揚」「快感」「ストレスを軽減」「幸福ホルモン」などを発する脳にしていきましょう。

　以下では、**脳の部位別に脳トレーニングをすることによって、「プラス脳」をつくる思考訓練**をしていきましょう。

（7）「前頭連合野」の訓練で活性脳をつくる

　「前頭葉」は脳のどこにあるでしょうか。それは頭の上に両耳を結ぶ線を引いたとき、その線の下あたりに中央溝という溝があります。この溝よりも前が「前頭葉」です。

　この「前頭葉」の前半分を「前頭連合野」といいます。ここは主に記憶力・思考力・判断力といった思考や行動を司る高度な働きをする場所です。その中でも「おでこ」のすぐ後ろにある「前頭極」が一番高度な働きをします。

　この「前頭葉」を鍛えるには、頻繁に前頭葉を使うことが大切です。「前頭葉」の内側には「やる気」に関わる部位、底部には「人の気持ちがわかる」部位があります。

　どのようにトレーニングすればいいのか、説明しましょう。

▼① 「前頭葉」の脳トレーニング

　「前頭葉」は、思い立ったらすぐ行動することで鍛えられます。たとえば、たまたま時間に空きができたので気になる映画を見にいく、今年の人気のある本を探しに本屋にいくなどです。

　また居間やカフェなど適度な騒音がある場所で集中することが、「負荷トレーニング」になります。適度な負荷トレーニングは思考力を高める訓練になります。この脳に負荷を与えるトレーニング方法は、集中力を高めることに役立ちます。

▼② 本を音読すること

　本を音読すると、判断力、記憶力などの機能を高めることができます。

　また料理で、2、3品同時に作るなども視覚や聴覚などのさまざまな機能を同時に使います。2つ、3つ以上のことを同時に行なうことも効果的です。右利きの人が左手で文字を書くことや箸を使うことも脳の活性化につながります。

さらに好きな音楽を聴くと「やる気」が起きるドーパミンが出るため、脳が活性化されます。

最近の脳科学の発展により、「前頭連合野」は新しいことを処理する時に活発に働くことがわかっています。日頃良く頭を使って脳を鍛えていればこの部分が活発に動くようになります。思考力、推論力、創造性も発揮されるといわれています。

（8） 「自己報酬神経群」の情報を変えてプラス感情を増やす

先にも説明しましたが、この「自己報酬神経群」は、自分への「ごほうび」が与えられるかどうかによって働き方が変わる神経群のことです。

否定的な言葉や意識を持てば、脳はすべての情報を嫌な情報として処理します。辛いときや我慢しなければならないときにも、決して否定的な言葉を口にしたり、悪い意識を残してはなりません。否定的な意識や記憶を持たないよう、プラス感情に情報を変化させることが重要です。

私のこれまでのコンサルタント経験では、大きな失敗はないにせよ「こうしておけばよかった」という判断ミスをしたことはありました。判断ミスという現実は消すことはできませんが、「これからはこう判断すればよい」というプラス情報に変えるように訓練してきました。

情報をプラスに変える訓練をすることによって、脳の働き方を変えることができるのです。マイナス情報ではなく、「ご褒美」をもらえるようなプラスの情報が脳に入ってくれば、「自己報酬神経群」の働きで、いつまでも落ち込んだり、悔やんだりすることがなくなるのです。

もし、仕事で大きな失敗をしてしまったり、試合で格下に負けてしまったりした場合、どうしても心は落ち込み、マイナス感情を発するようになってしまいます。しかし、そこで否定的に考えるのではなく、「こうすれば成功することができた」「このように攻めれば勝つことができた」という情報に変えてしまえばいいのです。

通常は、失敗すると失敗が脳に刷り込まれてしまい、反省や辛い、悔し

い感情などマイナス情報が脳を占拠してしまうため、脳が回復するのに時間を要します。この状態を逆転の発想でプラスに変えるには、脳トレーニングが必要なのです。

　では一例として**マイナス発想をプラス発想に変える方法**を挙げましょう。
　しかしどうすれば断ち切れるかというと、ともかく忘れるしかないのですが、むしろ忘れようと意識すれば思い出すわけですから、無意識のうちに忘れる方法を考えなければいけません。
　まず前向きになれないのは、マイナスの感情に支配されていることが原因です。つまりマイナス感情を断ち切ることを考えましょう。
　自分の意志とは関係なくわいてくるマイナスの感情に対して、心地よい、楽しい、うれしいといったプラスの感情は、自分で積極的に増やすことが可能です。
　そのためには、五感で受けるプラスの刺激を増やせばいいわけです。
　心地よいことや楽しいことをすればいいのですから、難しいことではありません。
　大切なのは、たとえば**「没頭するくらい」という接頭語を付けること**。「没頭するくらい心地よいこと」、「没頭するくらい楽しいこと」、「没頭するくらい美味しい食事など」です。
　何が心地よいか、何が楽しいかということは人それぞれ違います。
　趣味、マッサージ、食べ物、何でもいいので、日頃から没頭できることをもつことが前向きになるコツです。
　プラスの感情に没頭することで、無意識のうちにマイナスの感情を忘れることができるようになるのです。

（9）　「扁桃核」がポジティブ脳を生み出す

「扁桃体」は、かつて生じた「好き嫌い」「恐怖」「喜び」「悲しみ」などの感情を覚えています。
　人は「イヤな思い」をすると、その出来事を忘れることなく記憶してい

ます。一見マイナスなように思えるこの現象は、私たち生物が生きながら
えるためにも大切な力の一つなのです。

　サルの実験例があります。サルはヘビが大嫌いです。サルの檻にヘビを
入れると、サルたちはとても恐怖を感じて混乱を起こし、檻の中が大騒ぎ
になります。

　しかし、手術で「扁桃核」を切り取ってしまったサルの反応はまったく
違ったものでした。そのサルはパニックにはならず、逃げることもせず、
ヘビをつかまえて口に持っていくなどの行動までしたのです。

　つまり、サルのヘビが「嫌い」「怖い」という本能的な感情は「扁桃核」
が司っていることがわかります。

「扁桃核」は「好き嫌いの脳」「快と不快の脳」とも呼ばれています。「扁
桃核」の快のスイッチを入れて「好き、楽しい」に切り替えるためには、
脳へ肯定的な刺激を与えることです。悪い刺激が良い刺激に変われば、出
てくる感情や思いは良いに変わり、良い行動につながるのです。

　苦手な上司や嫌いと思う人、いやな仕事も、トレーニングすれば「プラ
ス感情」に変えることができるのです。

　嫌な思いをした類似の場面や環境になると、嫌なイメージが呼び出され
てしまいます。そうした嫌な感情を持ったまま、仕事などをしても、うま
くいかないことが多くあります。

　私も過去に、図面内容の詳細を説明することを怠ったためクライアント
を怒らせてしまったことがあります。そのままでは業務を進めていくには
支障がありました。

　そのとき私がとった方法は、**「クライアントの不満は、私への励ましの
助言である」**というイメージ転換です。そして設計図面がわからない人に
は、徹底して細かく図面内容を説明し、具体的にわかるように解説しまし
た。その後、業務はスムーズに進んでいきました。

　過去の悪い状況や「嫌だな」という気持ちを思い出さないためには、嫌
なイメージを「プラス発想」に変えることです。「このように業務を進め

れば業務はうまくいく」というプラスイメージに転換ができるよう、第4章などを参照して「脳トレーニング」を繰り返しましょう。

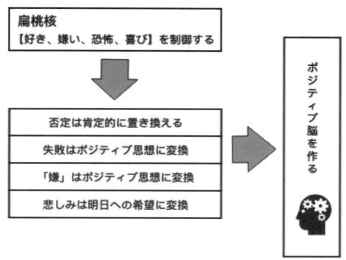

図表 5-3

（10） 仕事のできる人は「ドーピング」を活用している

　驚きです！　仕事のできる人は全く法に触れることなく「脳内麻薬」と呼ばれる物質「ドーピング」を活用し、仕事のモチベーションを上げ、潜在能力を最大限引き出しているのです。

　もちろんご安心ください。「脳内麻薬」は特別な人にだけに与えられたものではなく、仕事のできる人を目指す誰もが使える合法の物質です。

　前述のとおり、脳内のニューロンから放出される神経伝達物質は約20種が確認されており、「熱中している時」「危機に陥った時」などに放出され、快感、鎮痛、能力アップをもたらします。

　4つの神経伝達物質がよく知られています。

　副交感神経や運動神経の末端から放出され、神経刺激を伝える「**アセチ**

ルコリン」、快楽ホルモンの「ドーパミン」、ストレスを軽減して意欲を生み出す「ノルアドレナリン」、覚醒状態と休息状態を繰り返して機能を維持する「セロトニン」の4つです。

これらは日常生活でも放出されていますので、上手にコントロールし、仕事などに活用していきましょう。「脳内麻薬」はモチベーションを上げる原動力になります。

▼アセチルコリン

記憶したものを、いつでもすぐに取り出して利用できるようにすることが重要ですが、記憶と記憶の関連付けをする神経伝達物質が「アセチルコリン」です。「アセチルコリン」が増えると集中力が増し、効率的に記憶が使えるようになります。

高い集中力や記憶力は仕事のクオリティやスピードを劇的に上げます。ただ、集中力は長く続くものではないため、疲れてきたら効果的なコーヒーブレイクで「アセチルコリン」を増やし、新しい集中力を得る習慣をつけましょう。「アセチルコリン」を生成するには「レシチン」という栄養素が必要です。これは卵黄、チョコレート、大豆に多く含まれていますので、コーヒーブレイクは理にかなっています。

2 脳&メンタルトレーニング法

（1） 脳を回復させリラックス状態にする

「あなたの脳はいつもリラックス状態にありますか」

「脳リラックス習慣を身に付けていますか」

「脳回復する習慣を持っていますか」

　常に脳は覚醒状態と休息状態を繰り返して機能状態を使い分けられるようになっています。脳をコントロールできるようになれば、潜在意識にある目標も含め、どんな目標でも現実になるのです。

　人間の脳は、良いイメージを持つことによって、思いもよらない大きな力を発揮することを理解しましょう。

▼自律感覚絶頂反応（ＡＳＭＲ）

　エーエスエムアール（ＡＳＭＲ）は、Autonomous（自主的な）Sensory（感覚）Meridian（絶頂）Response（反応）の略で、「**自律感覚絶頂反応**」と直訳することができます。これは、「**脳がとろけるような快感を引き起こす現象**」を指します。

　視覚や聴覚を刺激されることで、そわそわする感覚や気持ちがよくなる反応のことですが、同じものを見聞きしても、ＡＳＭＲを感じるかどうかは個人差があります。

　最近ではYouTubeなどの動画サイトで、視聴者にＡＳＭＲを感じさせることを目的とした動画が多数投稿されています。

　たとえば、「咀嚼音や紙をめくる音」、「耳掃除をしているカサコソという音」などの生活の中で感じる効果音が人気があるといいます。

　こういったＡＳＭＲ誘発動画には、心地よさから眠気を誘発する効果もあるようです。気に入った動画を見つけたら、リラクゼーション目的で視

聴してみるのもいいでしょう。

　好きな音楽を聴くことや、短い映像を見ることによってＡＳＭＲを感じることができるようになれば、もっと利用価値は高まります。

　自分に適合したＡＳＭＲを探すことができれば、その行為を習慣化することによって常にリラックスした脳を手に入れることができるようになるのです。

（2）　就寝前にやってはいけないこと

　脳をリラックスさせるためには、あなた自身の日々の習慣を変えていく必要があります。これはさほど難しいことはありません。

　まず自律神経の働きを妨げる、やってはいけない行動を排除することが大切です。

▼①寝る直前までスマホを見る

　寝る前にスマホやテレビを長時間見るのは避けましょう。心と脳の安静を維持することが大切です。いまではスマホやＰＣの普及率の高まりでネット中毒症状や依存している人が多くなっています。寝る前にブルーライトや脳を刺激する情報や画像を見ると興奮状態になるため、良い睡眠を得ることができません。

▼②寝る２時間前までの食事

　夜の食事はできるだけ眠る約２時間前には済ませておくことが大切です。食事した後にすぐに眠りに入ることは避けるべきでしょう。満腹状態になるとよく眠気を起こすといわれています。しかしこれは一時的な睡眠効果であり、むしろ食べたものは胃腸を動かすため、脳や体の働きは活発状態になります。その状態で就寝に入っても質のよい眠りを得られないことになります。浅い眠りしか得られないということです。

▼③寝る直前の激しい運動

寝る前の激しい運動や刺激がある映画やゲームは避けておくべきでしょう。脳が興奮していると、なかなか入眠できない原因になります。

▼④寝る前の飲酒

寝る直前の飲酒は脳を刺激してしまうため、夕食とともに軽く摂取するくらいに抑えておくことが大切です（酒量はビール瓶１本、日本酒１合、ワイン１杯程度）。飲酒の量が適量であれば、リラックス効果が睡眠にプラスに作用します。

▼⑤体を冷やすこと

就寝前のお風呂は、体の血流を全体にめぐらすことで、体の冷えをとり去ります。体が冷えているとよい質の睡眠がとれません。

▼⑥長電話

就寝前に聴覚を刺激し興奮させることは好ましくないでしょう。感情の起伏を伴うと覚醒する原因になります。

▼⑦仕事の資料を読む

就寝前には、脳、視覚、聴覚などを刺激し、睡眠の質を落とす動作は避けるべきでしょう。寝る前に仕事のことで視覚を使うのは、睡眠を妨げる大きな原因になってしまいます。

▼⑧考えごとをする

人間は習慣性の生き物です。就寝前に全身、脳をリラックスするための儀式を作るとよいでしょう。考えごとは厳禁です。悩みごとは、睡眠時に留めておかないようにします。そのためには、ゆっくりと眼を閉じて大きく深呼吸をする、体全体の力を抜いてダラッとする、何も考えずに心と気持ちをリラックスさせるなど、自分自身の寝る前の儀式を作ってください。

何度も述べているように「やってはいけない」と言われるとその誘惑に負けて、気になることばかり考えてしまうことが多くあります。

そんな時は結果として睡眠不足が残るはずです。この「やってはいけないこと」をやらないという意志力を訓練することが必要です（意志力トレは2・3章参照）。

（3）　脳が感じる疲労症状を回避する

あなたは、自分自身の体の状態が変化していることを把握していますか？　意外と自分自身のことに鈍感な人も多いようです。自分の体の状態は日々の習慣としてルーティンに記憶しておくことが必要です。

　以下、**疲労症状の事例**をまとめます。
「集中力が低下しミスが増加する」
「よい発想やアイデアを生み出せない」
「肩こり、腰痛、眼などの身体が疲れ体が重くだるく感じる」
「寝つきが悪くなる」
「食事を美味しく感じない」
「イライラする」
「コミュニケーションの低下」
「気持ちが暗くなる」
「頭が重いように思える」
　などです。

身体の重だるさだけではなく、さまざまな不調が出てきます。さらにその原因を追究すると以下のことが考えられます。

近年のパソコンやスマートフォンの普及で、身体よりも頭を使うことが遥かに多くなったため、常に脳が情報処理を行なっている状態になります。これは目を酷使し、脳を疲労させます。人が受ける刺激の約80％が視覚情報だといわれています。ヒマつぶしにパソコンやスマートフォンを見て

いるだけでも、脳は情報処理を行ない、疲労を起こしています。

　今私たちの周辺にあるものや事柄、環境は、脳の疲労を促進し、ストレス発生の原因になるものが極めて多いことに気づいてください。イライラを感じたら、目を酷使するＰＣ、スマホなどを自分から遠ざけるといいでしょう。イライラすることなどから自分自身を離す環境をつくることです。

（4）　脳疲労を起こす要因を排除する

　脳疲労を回避するためには、脳疲労の原因となる行動や状態を排除することが大切です。これは、その行動を意識しなければ、排除できません。習慣化してしまっていることもあるので注意が必要です。

▼対処法１　意志力の消費を回避する

　一般的に物事を決めること、判断することはすべて意志力が消耗する行為であると思ってください。ちょっとした空き時間にメールやＳＮＳの応答などをやることがありますが、それも同様です。塵も積もれば山となるため疲労をためるので要注意です。

▼対処法２　「ＴｏＤｏ」リストでやるべきことを１つにする

　気になることが多い場合は、「今日明日中に」あるいは「今週中に」といったように、比較的緩やかな時間の中でやるべきことをリストアップした「ＴｏＤｏ」リストに書いて、急ぎでないものは頭から追い出しておきましょう。**やるべきことを常にひとつにすることです。**

　またどうしても気になることは、先にやってしまうか、後でやる時間を明確にしておくことです。

　私は、短時間で済むことなら片付けてしまうようにしています。メールとか短時間で終わる作業なら、やってしまいます。

　そして大事な意志決定をしなくてはいけない場合は「どうでもよいことは後回しにする」「気になることは先に片付ける」ことにして、案件を整

理します。

「ToDo」リストにメモをすることを習慣化すると、メモをしている瞬間も内容を刷り込むことができるようになります。

　すぐにやるべきことと、後でもよいことをはっきりと分けて仕事を進めることが大切です。

NO.	DATE	THINGS TO DO	DEADLINE	CHECK
★ TO DO LIST ★				

NOTES

図表 5-4　TO DO LIST/ 気になることはメモする

▼対処法３　長時間の労働は脳疲労を起こす

　長い時間、休憩をいれず仕事などに頭を使い続けると、意志力を消耗します。一般的に人の集中力は約20分であると前述しましたが、興味がないこと、嫌な仕事だと効率はもっと低下してしまいます。ましてや集中できないのに、仕事を続けると、効率を悪くするばかりではなく、脳疲労を

起こす原因になります。長時間の労働は避けましょう。

▼対処法４　血糖値の低下を避ける

　意志力を使うと脳が働きます。脳の基本的な栄養源はブドウ糖です。そのため血液中の血糖濃度が下がると、影響を受けることになります（ブドウ糖が血液の中に入ると「血糖」といわれますが、その濃度が血糖値です）。血糖値が下がりすぎないようにしましょう。

　では、血糖値を上げれば意志力を簡単に調節できるのでしょうか？　これは科学者が実験していて、少しの量を摂取すれば、それなりに向上しますが、朝一番のレベルまで戻すのは無理なことがわかっています。ブドウ糖を摂って意志力をアップさせようという試みは効果を得ることができません。

▼対処法５　高血糖な食べ物を控える

　24 時間休みなく活動している現代社会で、短時間睡眠は増加しており、日中の眠気だけでなく２型糖尿病や高血圧などとの関連が注目されています。２型糖尿病とは食べすぎや運動不足といった生活習慣などが原因となる糖尿病です。

　また睡眠呼吸障害の大部分を占める睡眠時無呼吸は、日中の過度の眠気などで社会生活に重要な影響を与えるだけでなく、高血圧、２型糖尿病、心血管障害発生とも関連することが知られています。

　短時間睡眠や睡眠呼吸障害は高血圧や糖尿病のリスクになると考えられています。

　血糖値は要注意です。血糖値が急に上がったり下がったりすると、脳がうまくエネルギーを使えなくなってしまいます。

　そうなると、やる気の低下つまり意志力の低下を生みだします。身体と一緒で意志力を鍛えたり休ませたりするには、十分な睡眠とバランスの良い食生活が重要なのです。

▼対処法６　睡眠不足をなくす

　徹夜で仕事をしたあるいは徹夜で遊んだ人の次の１日は最悪の状態です。脳疲労は最悪な状態、何をやっても高い成果を上げることはできません。睡眠不足は脳機能を低下させる大きな原因です。常に良い眠りを維持するため、日常生活を不規則にしない習慣作りを心がけることです。

　前述のとおり睡眠時間が少ないと、意志力は正常なレベルに戻りづらくなります。夜10時から夜中２時までの４時間が、深く眠れ良い睡眠をとれるゴールデンタイムといわれています。

▼対処法７　ストレスをためない

　ストレスも意志力を消耗させると言われています。「悲しいできごと」「つらいできごと」「不快な人間関係」など、きりがないほど現代はストレス社会なのです。特に働く場面ではそうです。ストレスをためない方法は、趣味やスポーツなど仕事とはかけ離れたことをしたり、また好きな歌手や劇団の公演に行くなど、ストレスを解消できる環境に自分自身を投じることで、脳疲労を早く回復させてください。

▼対処法８　水分を十分に補給する

　忙しい生活を送っていると、ついつい水分補給を忘れがちになります。脱水症状が続くと、脳に流れる血液循環が悪くなってしまいますので、しっかりと水分を摂取するようにしましょう。

　基本的には、ジュースやソフトドリンクではなく、糖分が入っていないものを摂取するようにしましょう。

　私は、１日約１リットルの炭酸水を摂取するように心がけています。

　最初は毎日１リットルの水を定期的に摂取するように習慣化させました。しかし夜に水を摂取しすぎると夜中にトイレに行きたくなるため、就寝前の時間には水を摂取することはやめました。

▼対処法９　筋肉の緊張をほぐす

　筋肉の緊張をほぐすことで自律神経が整い、副交感神経も優位になり、イライラや不安感など精神的なストレスも軽減されます。脳の疲れは誰にでも起こり得る症状です。心身の疲れを感じる前の積極的なケアを心掛けましょう。

　私の場合には、体のバランスをとるためと体調を維持するため１週間に１度、整体マッサージを受けるようにしています。マッサージを受けることによって体のバランスが整っていくのがわかり、体の緊張をほぐすことで非常にリラックスできるようになりました。

▼対処法 10　食事で脳のコンディションを整える

　集中するためには、やる気を出す「ドーパミン」や、気分を落ち着ける「セロトニン」といった脳内物質がスムーズに分泌されないといけません。そのために私は集中が必要な時は、次の３点に気をつけて食事を摂るようにしています。

1　十分な水分を摂る
2　ビタミンＢ類を補給する
3　血糖値を安定させる

　ビタミン類では、神経代謝を正常化するビタミンＢ群が特に重要です。ビタミンＢ群が豊富な食品の代表は豚肉です。マルチビタミンや十分にビタミンＢ群が含まれているサプリメントを利用する方法もあります。

　血糖値が急降下すると脳は疲労を感じるようになり、「ガス欠」のような状態になります。

　長時間、集中力を維持するには血糖値を安定させる必要があります。そのためには「糖質制限」を意識します。炭水化物中心ではなく、タンパク質中心の食事（できれば低脂肪）です。高度な知的作業が要求される職業の人には、仕事の前にプロテインを飲む人もいます。

(5) 脳はベースラインでいつも動いている

　脳には疲れが溜まっていきます。脳の疲労は肉体の疲労とは別物で、身体を休めていても、疲れが取れないどころか、どんどん疲れが溜まっていくことがあります。

　ではどうしたら脳の疲れは取れるのかと聞くと、多くの人から返ってくるのは、何も考えずに「ぽーっと」するという意見でした。

　しかし、どれだけ何も考えずに「ぽーっと」していても、脳はベースラインの活動を行なっていて、かなりのエネルギーを消費しています。

　このベースラインで活動する脳回路のことを「デフォルト・モード・ネットワーク」（ＤＭＮ）と呼びます。

　ＤＭＮとは、

　１　「内側前頭前野」：複雑な認知行動の計画、人格の発現、適切な社会的行動の調節に関わっている

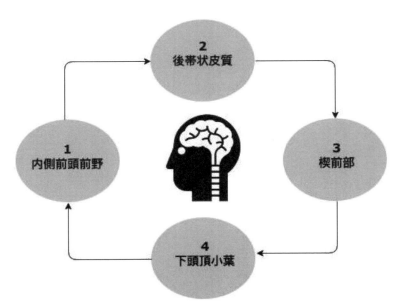

図表 5-5　脳はベースラインで活動している

２　「後帯状皮質」：行動モニタリングや行動調節に関わる領域、社会的認知に関わる領域、情動に関わる領域に大きく分かれる

　３　「楔前部」：「けつぜんぶ」は、大脳の内側面にある脳回路のひとつ。頭頂葉内側面の後方に位置し、縁溝と頭頂後頭溝と頭頂下溝とで囲まれた領域

　４　「下頭頂小葉」：触覚、聴覚、視覚など異なる種類の感覚情報が合流する場所。抽象的な概念の中枢

　などからなる脳回路です。**意識的な活動をしていないときでも働く脳のベースライン活動**を行なっています。

　いわば、脳がアイドリングしている状態といったところです。脳は常に動いていようとする臓器なのです。

　この「デフォルト・モード・ネットワーク」は、脳の中の「感情」「運動」「記憶」などをつないで束ねる役割を果たします。このベースラインをリラックスさせる必要があります。脳のエネルギー消耗を抑える方法は睡眠ですが、次に紹介する瞑想も有効だといわれています。

（6）　脳エネルギー回復のための瞑想

　近年では脳疲労を抑える方法として、脳のつくりまで変え「疲れにくい脳」にすることができることが判明しています。その方法のひとつが「**瞑想**」です。

　瞑想とは「心を鎮めて自身と向き合い、今の自身の心がどう感じているか知ること」です。瞑想を行なうことにより、深く自分を見つめ直すことができます。

　また、頭の中を駆け巡る雑念や日常のストレスに気がつきます。普段なら素通りしてしまう雑念や感情を知り、芽生えてくる不安やストレスを客観的に見ることができるでしょう。

　普段私たちは、無意識のうちに物事に対する何らかのジャッジを下しています。たとえば、うまくいかないことがあると、「自分はダメな人間だ」と悲観的になることもあります。

瞑想を行なっていると、そういった悲観的な感情を抱かずにすみます。日々情報過多の中で過ごしている私達は、瞑想を通じて物事をより客観的に見る訓練をし、自身の感情をコントロールしていくことが必要なのです。

瞑想の効果は多岐にわたります。自分自身の感情に気がつき、今の自分を見つめ直すことができます。遠くにいる自分を「ぽーっと」眺める感覚です。

ありのままの自分を受け入れることで、それまで自分に対して否定的であった感情がなくなります。そして、気持ちが沈んだり、ネガティブになることが減り、前向きに人生を歩めるようになるのです。

▼瞑想をすることで得られる効果

1) **集中力の向上**：一つのことに意識を向け続けることができるようになる

2) **感情調整力の向上**：ストレスなどの刺激に対して感情的な反応をしなくなる

3) **自己認識の変化**：自己コントロール力の向上

4) **免疫機能の改善**：ウイルス感染などに対する耐性ができ、風邪を引きづらくなる

などです。

そのためには、常に瞬時に脳をリラックスさせる方法「瞑想」の習慣で脳回復させることです。

▼瞑想のやり方

集中力がほしいとき、心配事やプレッシャーによってパニックに陥りそうなときにも、緊急手段として使えます。

呼吸を整えることで、心臓の鼓動をすばやく正常に戻し、血圧を下げる効果があります。また衝動的な行動を抑制することができます。

瞑想には、**1分、5分、7分の方法**がありますが、時と場所に合わせて選択してください。

瞑想の意味は、心身をリラックスして自己エネルギーを回復することで

第5章　脳の仕組みと脳トレーニング　127

す。時と場所を選び瞑想を簡単にできる環境を整え、脳を回復する習慣を
身につけてください。

　瞑想1分法は以下のようにやりましょう。

1)　目を閉じて、4秒間深くまで息を吸い込みます。息を吸い込むときは、
酸素があなたの体を巡っているとイメージしましょう。
2)　8秒間かけて息を吐き出します。吐き出すときには、あなたが抱えて
いるストレスが体から逃げていくのを感じます。
3)　この呼吸を5回繰り返します。
※副交感神経を活性化させるためのエクササイズです。

　瞑想5分法は以下のようにやりましょう。

1)　座るか横になり、心地のよい姿勢で何度か穏やかな呼吸をします。
2)　次に、意識を体にもっていきます。左のつま先からはじめ、左足、左
足首、ふくらはぎ、ヒザ、太もも、おしりにかけて、それぞれのポイント
を意識するたびに、何度かゆっくりとした呼吸を行ないます。
3)　その際に体の緊張や不調に気づいた場合は、そこでより深い呼吸をし
ましょう。
4)　右側も終われば、次は腹部。腰から胴にのぼり、心臓のエリアに入り
ます。
5)　この後は、指、手、手首、腕、肩、首、こめかみ、耳、目、額、頭の
てっぺんを通って逆側に入ります。
6. 体中すべて行き渡れば終了です。
※就寝前にこの瞑想を行なうことで、体の声を聞き、不調な部位を確認し
ます。

　瞑想7分法は以下のようにやりましょう（マインドフルネス＝心を整
える）

1) 背筋を伸ばし、快適な姿勢で座ります。

2) まず1秒間で静かに息を吸って、1秒間で静かに吐き出します。

3) 次に2秒間で息を吸って、2秒間で吐き出します。

4) 3秒間、4秒間…と続けて10秒間まで達したら、逆に戻ります。次は9秒間吸って9秒間で吐き出しましょう。そして1秒間まで戻ればこれが1サイクルです。

5) これを5回繰り返します。

6) それが終わったら、シンプルな静かな呼吸を2〜3分間続けます。その際には、呼吸が体を巡っていることを意識しましょう。

　ストレスからの解放を促します。呼吸に対して意識を集中させることが重要で、それによって余計な雑念を排除するのです。

※一人になれる環境があれば場所はどこでもよいのです。

（7）　書くことで脳を活性化させる

　複雑な問題や作業に直面した際には、その問題を解決しようと脳の「前頭葉」部分が働きます。人が情報を同時に処理ができる限界は3〜7個程度までです。処理しきれない部分を補うために、物事を視覚的にとらえようとします。このとき**「書く」という行為が重要**になってきます。

　具体的には、必要な情報を書き出して、これをフローチャート等にして整理します。これだけで十分に前頭葉の働きを助けてくれます。このデジタル化時代に「書く」とうアナログな行為こそ、手を動かして脳を働かすことに直結しているのです。

　私は、クライアントや打ち合わせをする際には、常にメモを一緒にとるようにしています。私のコンサルティング手法は、相手の話を聞き助言を行ない、かつその議事録をまとめてクライアントや関係者に議事録メールを送り、内容を確認することが基本になっています。打ち合わせ、相談、検討と、手と脳は動き続けていることになります。つまり、その場で脳に記録を刷り込んでいるのです。

第5章　脳の仕組みと脳トレーニング　129

（8）　片付けることは脳を整理すること

　最近記憶力が落ちたなと感じる人は、自分の身の周りが整理されているか、脳のファイリングボックスや収納方法を振り返ってください。

　あなたの机の上や引き出しは、ファイリングされていますか？　プロジェクトごとにちゃんと整理整頓できていますか？

　脳はいらない情報を忘れていくものです。整理できていない人は、ファイルを整理しましょう。これによって脳は活性化されます。

　固有名詞（名前）が口に出てこないことはありませんか？　脳に入ってくる情報量が多くなってきても、整理する習慣が脳についていないと、せっかく入ってきた重要な情報も、脳内の適当なスペースに置きっぱなしにされてしまい、いざ必要な情報を取り出そうとしてもなかなか出てきません。どこを探しても必要な情報が見つからないという状態になってしまっているのです。

　しかし、脳も整理することを覚えれば、どこに何の情報を置いたのかすぐにわかるため、記憶力が向上してくるのです。

　つまり、身の周りの事柄を整理する習慣をつければ、脳も自然と整理することを覚えていくのです。

　また片付けをすることで、「セロトニン（脳内で働く神経伝達物質、精神の安定を維持する）」が脳内に分泌されます。「部屋を片付ける」、「不要なものを捨てる」、まさに「断捨離（あなたにとって不要なものを捨てて心の調和をとること）」することで気持ちがすっきりし、安心感が得られるようになります。

▼使える記憶と使えない記憶脳

　脳はとても優秀で「見たこと」「聞いたこと」をすべて記憶するようにできています。朝のニュースなど自分が興味のない内容でも、その話題になったとき、ふと思い出すことがありますが、それは脳がこのような働きをしているからなのです。

興味ある話題ならば、記憶に留まる時間は長くなります。しかしこうした記憶は自分のものであるにもかかわらず、必要に応じて情報を引き出して使うことはできません。記憶には自分で使える記憶と自分では使えない記憶があるのです。ではどうしたら使える記憶は増えるのでしょうか？

　その答えは実に単純で、「その情報を使う」ことを意識するのです。たとえば朝のニュースをぼんやり見ていては、あとで思い出そうとしても、細かな内容までは思いだせないでしょう。ところが、「あとで内容を聞くので教えてください」と言われていたら、脳は意識して見て聞くようになります。かなり細かな部分についても覚えておくことができるはずです。あとで情報を使うという意識を持つだけで、使える情報として記憶に残りやすいのです。

▼記憶力を意識する脳をつくる

　使える記憶にするには、どのような形であれ、その情報を使うことが必要になってきます。それは「家族に話す」「友人に話す」でも「ブログに書く」といったことでも構いません。重要なことはそれを使うということです。メモとして文章に残すでもいいので、とにかく記憶に残る状態を作ることです。

　見聞きした情報を、きちんと使える情報として脳に記憶させることも重要です。専門的な内容については、理解して記憶しなくては意味がありません。このような習慣を繰り返し続けることで、次第に記憶は向上し情報を集める脳の強化にもつながります。

　書くことは、脳に記憶させる効率的な方法なのです。

「忘れやすい」と感じる人は、情報を得たとき、その情報を使うことを意識し、メモしたりして、それを習慣化しましょう。この習慣があるだけでも、記憶力は驚くほど改善されていきます。

▼「成功脳」を作るには、効率的に忘れること

　脳は、視覚や聴覚から取り入れた情報を覚えるだけではなく、**忘却するという行為も同時に**行なっています。

人間には「**ワーキングメモリー**」という記憶機能があります。これは短期間で忘れてしまう記憶ですが、「短期記憶」とは少し違うのは、「短期記憶」が数字や名前、カタチなど単純に記憶するのに対して、「ワーキングメモリー」は目的をもって情報を記憶し、他の記憶と照合することによって結論を導き出すために使うことができる点です。

　人の脳は、時間経過の順でものごとを忘れているわけではありません。誰しも経験していることですが、過去に上手くできていたことが、使わないうちにいつの間にかできなくなってしまうということがあります。

　これは、脳が不必要な記憶を消去することによって、記憶のスペースを確保しようとする現象です。

　脳には、蓄えることのできる記憶容量の限界があります。

「成功脳」をつくるには、常に書くことや言葉に発することで、重要な事柄を記憶に留めておく必要があります。

　脳はより効率的に物事を記憶できるような状況を保とうとします。脳の記憶スペースを効率的に機能させるためには、**どうでもよい内容は忘れることが大切**なのです。

「成功脳」を作るには、記憶として優先するべき内容を脳に刷り込むことが大切で、そのための脳トレーニングが必要なのです。

（9） 自信が集中力を高める──成功体験を積み重ねる

　プロジェクトの大小にかかわらず、目標を達成したという結果は、とても自信になります。成果の多寡や金額は二の次の問題であり、成功体験を積みかさねることで自信がつき、集中力を高めます。「成功脳」をつくる原動力になるのです。

「成功したこと」「できたこと」の達成結果は、前述のように脳の「自己報酬神経群」を刺激し、「ご褒美」として脳に記憶されます。

　社会人１年生にプロジェクトの資料作成を一部でも任せた場合、その新人の社員にとってのプレッシャーは夜も眠れないほどでしょう。しかしそのプロジェクトが成果を上げたとすれば、新人社員にとってはそれがモチベーションとなって、やる気や意気込みが上がり、もっと仕事に前向きになるでしょう。成功体験を積み重ねていくことによって少しずつ自信を持てるようになるのです。成功体験を積み重ねることによって、集中力が高まる脳がつくられ、力を発揮していけるようになります。

▼成功者は妄想の達人である

　成功する人は、自分の目標に対してあたかも成功者のように妄想して、ことをなすとされています。成功者になる前に「私は大金持ちになる」と人の前で言いきる人はほとんどいないはずです。

　しかし、第１章でも述べましたが、成功者に共通するのは、「自分は将来的にこのようになりたい」という妄想的な夢を語っていることです。

　ここでいう「妄想」とは、悪い病的な意味ではなく、根拠のないありえない内容であるにもかかわらず、確信があり、事実や論理によって修正していくことができる主観的な信念です。その強い信念を持っていることによって「妄想」（目標）を現実のものにしていく強い意志と実行力があるということです。

　成功者に共通することは、時代の先を読み妄想という目標（夢）を現実化させる力です。ある意味で「妄想の達人」であると言えるのではないで

しょうか。
「妄想」は成功者になる想像の魔法なのです。

（10） イメージトレーニングで成功者になる

「成功者」は、将来の目標や「成功者」のイメージをもっています。
　たとえば、
「起業して大きな会社の社長になり、社員の前で自分の思いを熱く語っている自分をイメージする」
「経営コンサルタントになって講演、セミナーで多くの聴講者の前で会社経営について話している自分がいる」
「飲食店の経営塾を立ち上げ、塾生に失敗しない店づくりの話をしている」
　など、自分の3年、5年先の目標と成功している姿をイメージしているのです。
　そのイメージを映像として脳に刷り込むことで、その目標は常に脳に記憶され、目標を達成するための努力を怠らないという意志力に繋がっていきます。

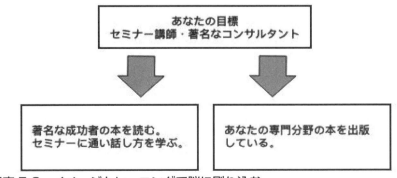

図表5-6　イメージトレーニングで脳に刷り込む

　その前に決めなければならないのは、「どんな成功者になりたいのか」という明確な目標です。

基本的に、目標は現在のあなたの仕事とかけ離れた所に設定することが成功しやすいと言われています。あなたは今の仕事は好きですか？　あまり好きではないのであれば、我慢して人生を送りますか？　「なりたい人生」の成功者になるという目標を設定することが大切です。

　では、将来の目標を現実化するために、３年後の姿や目標を具体化しましょう。次に５年後の姿や目標を具体化しましょう。５年後の目標まで計画をたててその先の目標を設定しましょう。
　目標を立ててその目標に向かっていくためには、具体的なスケジュールを計画することです。１年はあっという間に過ぎさっていくものです。
　まず１年目の目標は、目標を現実のものにするためのスキルアップなどです。自分の人生を大きく変えるのであれば、自己研鑽や努力をしなければ、成功を勝ち取ることはできません。

　１年、２年、３年後の目標を具体化することで、３年目までにはどうなっていなければならないという目標がみえてきます。たとえば、「会社を起業しているとか」「事務所を借りて社長になっている」など、現実化できる目標を、次のページのシートに書いて、脳に刷り込んでおく必要があります。
　あなたが行動を起こすための計画をたてましょう。

第 5 章　脳の仕組みと脳トレーニング　135

1年後の目標

3 年後の目標

5 年後の目標

図表 5-7

第 5 章 まとめ

1　脳のしくみを利用して脳を鍛える。
2　ポジティブ思考が「できる脳」をつくる。
3　音読で視覚情報と判断力、記憶力などの機能を高める。
4　脳トレーニングとメンタルトレーニングを結合する。
5　脳疲労を起こす要素を排除する対処法を知る。
6　瞑想で活性脳をつくる。
7　イメージトレーニングで成功をイメージする。

第6章

人生を思い通りに変える
アファメーションの手法
──ポジティブな言葉
で人生は変わる

1 アファメーションとは何か

「アファメーション」とは、**自分自身に対する肯定的な宣言**のことであり、「肯定、確定、断定」といった意味があります。「あきらめてしまわない限り、夢は必ず現実する」という**現在完了形（結果）**で、脳に成功すると刷り込むプログラムです。

「大きな夢や成功」も「お金持ちになる」ことも、さらには「世界1周旅行」「すばらしい恋愛や結婚」も思いのままになるということです。これは、潜在意識から発する偉大な力、すなわち潜在能力のことです。

この潜在意識に過去の失敗や嫌な経験が埋め込まれている場合、これらを克服するもっとも効果的な方法が「アファメーション」、つまり**ポジティブな言葉を繰り返し唱える言葉の法則**なのです。

繰り返し述べますが、この言葉は現在完了形で言い切ることが大切であり、願う言葉を言いきることによって潜在能力を現実のものに変えることができるのです。

アファメーションとは、「私は成功者である」「私は大金持ちになる」「私は店を繁盛店にできる」という具合に、自分自身に対して建設的で調和的な考えを何度も繰り返すことで、夢を実現化するということです。

では、具体的にアファメーションの運用方法を説明していきましょう。

▼「できないという言葉」は捨てる

「アファメーション」は、ある肯定的法則にもとづいてつくった言葉を自分自身に語りかけることです。

私たちの思考はすべて「言葉」によって成り立っています。行動や感情、イメージによって影響を受けることもあるものの、その根底を辿っていくと、その内容を認識し規定する「言葉」にいきつくのです。それが言葉の法則なのです。

私たちの行動と判断は、過去にその人がどんな言葉や感情、自問自答、

第6章　人生を思い通りに変えるアファメーションの手法　139

自身の心を受け入れてきたかによって決まってきます。したがって「自分
は起業して成功する」という言葉を真摯に受け入れる人は、そのような人
生になる確率は高くなります。

　つまり「アファメーション」とは、「自分にはできない」を「自分には
できる」に変える自己改造の方法のひとつです。この考え方や思想を身に
つけると、脳が「自分にはできる」という言葉を受け入れて、人は自分の
「人生の目標」や「夢、憧れの人生」「素晴らしい人生」へと導いてくれる
ようになるのです。

（1）　目的を明確にする

「自分は会社を大きくする」という言葉と「会社を大きくしなければ」と
いう言葉には、大きな違いがあります。「自分が会社を大きくしたい」と
いう言葉には、自分自身の強い意志がありますが、逆に「大きくしなけれ
ばならない」という言葉には、なぜしたいのかという疑問や質問がついて
きます。

　つまり自分の意志で決定したことは、頑張ろうとする意志や努力を惜し
まないという動機がはっきりしています。しかし「しなければならない」
という言葉からは、残念ながら強い意志や目標は曖昧にしか聞こえません。

　私自身、「自分の目標を明確にする」ということは、その目標に向かっ
て具体的な知識や計画を立てて、その達成に向けて努力を怠らないことだ
と思っています。

　私の人生訓は「人生は一生勉強の積み重ねである」という言葉です。

「自分の目標を明確にする」ということの意味は、「いま明確にすること
ができる目標は、到達できる心の中にある」ということです。コーチング
の大家ルー・タイスは、これを「理想的な現状」と呼んでいます。つまり
現状にとどまったまま、曖昧で「理想的」な現状を目標にしている限り、
どんな試みや努力をしても、現状を肯定してしまうということです。

　ルー・タイスは、**人生のゴールを「現状の外側に設定しなさい」**と言っ

ています。現在の自分とはかけ離れた、今の仕事や環境では考えつかない、突拍子もない目標を設定することが人生を大きく変え、自分変革につながるというのです。

　私の場合も、人生の目標を店の店長という立場から大きく外れて、総合的な指導をするコンサルタントになるというゴールを立てました。他人から見れば、「鼻で笑われるような言葉」で、突拍子もないことでした。

　これと同様な意味で、自分自身の夢や目標を設定することが大切なのです。

　たとえば、自分はサラリーマンを辞めて「自分の好きな仕事を起業し、会社の社長になる」といった突き抜けた目標です。現状の延長線上にない人生の目標、夢の目標があるからこそ、逆にそれを１００％達成できるようになるのです。

　私は36歳のサラリーマン人生から転身し、好きな仕事と目標をもって起業し、現在に至ります。自分の人生はギャンブルのようなものだと思っていましたが、このプログラムにあるように人生を変え、「自分はコンサルタントになる」という目標を立て、そのゴールに向かってがむしゃらに突き進んできたことも現実です。

　私は人生の目標の100％を達成したひとりであると思っています。

　目標を決定し、自分の夢に突き進むモチベーションは、強い意志力によって支えられていくものです。いかなることがあっても「自分はコンサルタントになる」という言葉を言い続けることで、目標を達成させました。

　具体的にどのようなスキルを持った存在になるかで、知識やスキルを習得する内容は変化してきます。そのために、具体的に何をすればよいのか、情報収集や先輩の意見を聞くことも大切でしょう。

　あなたは、しっかりとした目標と達成するための具体的なスキルや日々の自己研鑽内容を項目として書いていますか？　画に描いた餅のような具体的でない目標をたてても、その達成に向けて努力していくものがぼやけていては、目標を実現することはできません。

第6章　人生を思い通りに変えるアファメーションの手法　141

目標と目的を明確化することが大切です。

▼言葉の力によって「潜在意識」を変えていく

　アファメーションは、肯定的に言葉を発し、成功をイメージし続けるということによって、否定的な「自分にはできない」を「自分にはできる」に変える自己改造の方法のひとつです。

　この考え方や思想を身につけると、脳が「自分にはできる」という言葉を受け入れて、自分の「人生の目標」や「夢と憧れの人生」「素晴らしい人生」へとあなたを導いてくれます。

　これは言葉の洗脳や魔法ではありません。このプログラムを実践していくことが成功への一歩に繋がるのです。

「私は○○である」というように、理想的な将来の人生を断定することで、自分自身がその目標に向かっていくように「潜在意識」を脳に植え付けていきます。

「私は○○」という言葉は、それに続くどんな言葉にもその力を注入します。「私は○○」のあとにどんなものをつけ加えようと、その通りになるのです。

　アファメーションの言葉の意味をよく理解し、それを口に出してゆっくり愛情を込めながら唱えると、それはしだいに潜在意識の中に沈んでいきます。そして、植物の種子のように、まいた種に応じたものが心の中に芽生えてくるのです。

（2）　アファメーションの手順──脳にプログラミングする方法

▼①言葉にだすことで生まれる現実と確信

　アファメーションは、目標を文字に書きだし、言葉にして声を出すことによって、脳の中にイメージを喚起することです。

　これを公式化すると以下になります。

$$I \times V = R$$
$$【想像力 \times 臨場感＝現実Reality】$$

図表 6-1

この公式は、自分の将来の目標達成を

I 「**想像力**」（イメージ）する

V 「**臨場感**」があることを常に想定する

この2つを結合・掛け合わすことによって

R 「**現実**」に変わるという意味です。

　大切なことは、「できない」「むりである」「でもわからない」「だって」などともかく**否定的な言葉を言わない**ことです。潜在的に存在する否定的な思いを肯定に変換することによって、到達する目標や目的に自信を持つことができます。

　アファメーションの刷り込みのプロセスで重要なことは、将来的になりたい自分の目標を「言葉」によって喚起させ、感情として実感することにあります。

　では、自分の夢や目標を設定しその内容を書きだしてみましょう。アファメーションの言葉の原則は、「**私は〇〇である**」と文章にすることから始めることです。

▼②現実的な言葉を文章にして日々脳に刷り込む「ポジティブカード」

　あなたを成功に導くアファメーションの「ポジティブカード」をつくっていきましょう。ここで大切なことは、すぐ記憶に刻み込まれるような短い文句で、自分の目標に一番にぴったりくる「**ポジティブな言葉**」を見つけることです。

　自分が目標とする言葉の文章を単語カードに書きましょう。このアファメーション・ポジティブカードをいつも持ち歩き、電車、バス、座ってい

第6章　人生を思い通りに変えるアファメーションの手法　143

ても、立っていても、時間のあるときはいつでもそこに意識を集中させることです。

　好きな歌のフレーズのように「私は○○になっている」と何度も何度も繰り返してください。目標を声に出すと唇や舌を動かすことで、潜在意識に浸透しやすくなります。

　もちろん電車やバス、その他自分以外の人がいる場合には、心の声で読み上げます。しかし、その言葉を読むときは、声を出して読み上げてイメージすることが大切なことを忘れてはいけません。
　以下事例として、目標となるような言葉を挙げてみます。まずノートに思う言葉の下書きをしましょう。自分自身の「ポジティブの言葉」ができたら、次はポジティブカードをつくりましょう。

「私は自分を許している」
「私は自分を尊敬している」
「私は幸福で楽しく自由である」
「私の人生は成功している」
「私にはあらゆる仕事が可能である」
「私のやることはすべてうまくいった」
「私はバランスのとれた心を保っている」
「私はいつも落ち着いて、リラックスし、くつろいでいる」
「私には幸運がいろいろな方法でもたらされている」

　その他、あなたが人生の目標を達成するためのポジティブな言葉を現在完了形（結果）で書くことが大切です。
　ポジティブカードの文章は、短い文章にします。あまりにも多くの言葉を文章化しても脳に刷り込むことができません。

　このアファメーションは、自己啓発のセミナーなどでは、「私はできる」や「私はもっと良くなっている」など、自分自身への宣言を繰り返し大き

な声で発する訓練として実行されています。これは決して宗教ではありません。自分自身や周りの人に自分の目標を提示することによって、自己コントロールするための動機づけになるのです。

　自分の目標を、繰り返し繰り返し言葉に発することで脳に刷りこみ、目標に近づくことができるのです。

　では、あなたの目標を、事例を参考にしながら、ポジティブカードに書いてみましょう。

　事例　ポジティブカード／現在完了形で

「私は夢を達成した」
「私は繁盛店をつくった」
「私は目標を達成した」
「私は世界記録をだした」

図表 6-2

-
-
-
-
-
-

2 日常生活にポジティブな言葉を刷り込む方法

▼朝起きてから夜寝る前までの習慣にアファメーションを取り込む

　日常生活にアファメーションの言葉を、習慣として取り入れる方法を説明しましょう。そのためには日常生活の中で、その言葉を声に出して発言することです。言葉にすることによってその言葉は習慣化し、自信を養います。

▼アファメーションは「私は」からはじめる

　日常生活の習慣にアファメーションをとり込んでみましょう。
　以下参考事例として、「私は有名なコンサルタントになる」という目標を設定し、日常生活の節目ごとに実現性の高いアファメーションの言葉を刷り込んでいきます。
　節目ごとにアファメーションの言葉を脳に刷り込むことを習慣にすることが成功へのステップです。
　目標の言葉は複数になっても構いませんが、繰り返し脳に刷り込むため、言葉は少ないほうが効果的でしょう。

▼日常の節目で目標をイメージ化する

　朝から就寝までの日常生活の節目ごとに、「私は○○である」などのアファメーションの言葉を組み込んでみましょう。
　言葉として発する内容ですが、私の場合は３つのアファメーションの言葉
　１）「私は有名なコンサルタントになる」
　２）「私は必ず人生の夢を実現する」
　３）「私は成功者になる」
　を、日常習慣の中に刷り込んでいました。

▼朝の習慣

　起床から仕事に出かけるまで。完全に体が起きた段階で、1つ目の人生の成功の言葉を刷り込みます。

1）「私は有名なコンサルタントになる」

「コンサルタントになる」と1つ目の言葉を声に出して発します。場所は部屋のどこでも構いません。現実にコンサルタントになって成功したイメージをします。

▼外出時の習慣

　2つ目の人生の成功の言葉を刷り込みます。

2）「私は必ず人生の夢を実現する」

　外出する直前に2）の言葉をイメージします。場所は玄関でもよいので言葉を声に出して発します。

▼事務所での習慣

　事務所に到着し、扉の鍵をあけ、3つ目の人生の成功の言葉を刷り込む。

3）「私は成功者になる」

　誰もいない場合には、通常の声で言葉を発します。もし事務所に人がいる場合には大きな声で言葉を発しにくいので、小さな声で言葉を発します。言葉を発しながら成功したイメージをつくります。

▼「帰宅後の習慣」

　帰宅して部屋着に着替えた後に、1つ目の人生の成功の言葉を刷り込み

ます。常にイメージすることが大切です。

1）「私は有名なコンサルタントになる」

　つまり、日常習慣とアファメーションを連動化することによって「私は
○○になる」という言葉をイメージとして脳に刷り込んでいくのです。刷
り込まれたイメージや言葉は、自分自身の脳や意識に常に残るようになり、
いつの間にか習慣のようにアファメーションを実現できるようになります。
　もちろん、ただアファメーションを取り入れても、すぐに結果が出るも
のではありません。日々の努力や自己研鑽を続けることが必要なことは言
うまでもありません。
　繰り返しますが、アファメーションは、肯定的な発想で自分自身を大き
く変化させるプログラムです。生き方や人生の目標を勝ち取るためには、
継続する強い意志力が必要です。

3 仕事に効果がある アファメーションの言葉のつくり方

　以上、私の例を見ていただきました。続いて、あなたがアファメーションを実践するときの具体的な手順を説明しておきましょう。

▼アファメーションの書き方

1) 目標を書きだす
2) 目標を短いポジティブな言葉にまとめる
3) これまで体感している自分の成功をイメージ化する
4) 現在完了形で目標を書きだす
5) 意志を貫く
6) 目標を人生の使命と調和させる

　アファメーションの言葉とそのイメージ効果の例を挙げてみましょう。

「私は仕事の楽しさをよく理解している」
◎効果：自分が働く意味意義を感じ、主体的に仕事に取り組める

「私は仕事でたくさんの人を幸せにしている」
◎効果：仕事への充実感や幸福感を感じることができる

「私は仕事にいつもコツコツと取り組む」
◎効果：日々の業務仕事に地に足の着いた努力ができる

第6章　人生を思い通りに変えるアファメーションの手法　149

　では、あなたのアファメーションの言葉を日常生活に組み込み、それを書いてみましょう。

●起床

●朝食

●事務所

●昼食

●夕食

●就寝前

図表 6-3

▼陥りがちな罠「したいと・しなければならない」

　ゴールを設定してビジョンを描くのは、それが目的地に向かうための鮮明な動機になるからです。何かを「したい＝ want to」という思考ほど重要なものはありません。

　いっぽう「しなければならない＝ have to」という意識は、人間にそれをするように仕向けるのではなく、逆に逃避や回避の行動をとらせようとします。人間は「しなければならない」と考えると、それをしなくてもいい理由を潜在意識がいくらでも創りだしてしまいます。これを「創造的回避」といいます。

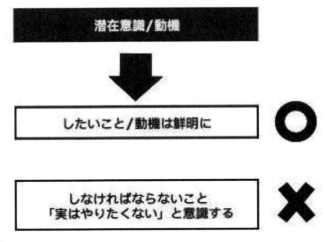

図表 6-4

「しなければならない」を基準にすると、質の高い、自信に満ちた人生を築くことができなくなります。

　脳はとても気分屋かもしれません。否定的な言葉に対しては、「やりたくない」という心理がはたらくようになります。脳は思った通りに動かず、「ほんとは嫌だ」という心をイメージして、そのまま行動や顔に出してしまうのです。

　成功するためには、すべての言葉を肯定に変えることです。すると目標や願望は実現化するように動くのです。

▼一生口にしない・使用しない言葉

　アファメーションは、ポジティブな言葉を脳に刷り込むためのものであり、成功するためには、目標を妨げる言葉は口にしない、あるいは意識しないことが大切です。

　否定的な言葉を使うことによって意識が低下し、自信を失ったり失望したりするのです。否定的な言葉から成功は生まれません。成功するためには、決して否定的な言葉を使用しないと心に決めることです。

第6章 人生を思い通りに変えるアファメーションの手法　151

```
7つの否定言葉

1.「できない」
2.「わからない」
3.「難しい」
4.「だって」
5.「でも」
6.「無理」
7.「やらない」
```

図表 6-5

第6章 まとめ

1　アファメーションとは、肯定的な言葉を発し成功をイメージし続けること。
2　理想的な将来を潜在意識として脳に植えつける。
3　目標の言葉を現在完了形の文章にする。それをポジティブカードにする。
4　1日の朝・昼・夜の習慣として、ポジティブカードの言葉をイメージし、脳に刷り込む。
5　目標を妨げる言葉は口にしない。

▼参考文献

『経営者 100 の言葉』（山口智司　彩図社）

『NO.1 理論』（西田文郎　現代書林）

『面白いほどよくわかる脳のしくみ』（高島明彦　日本文芸社）

『WILLPOWER 意志力の科学』（ロイ・バウマイヤー／ジョン・ティアニー　インターシフト）

『アファメーション』（ルー・タイス　フォレスト出版）